A VOZ NO PROCESSO TRANSEXUALIZADOR

Um guia para transição vocal

Guilherme Simas do Amaral Catani

ISBN: 9798474584331
Selo editorial: Independently published

Fotografia da Capa: Fabiola Hunter

"Não existe outra via para a solidariedade humana senão a procura e o respeito da dignidade individual."

PIERRE DU NOUY – FILÓSOFO FRANCÊS

ÍNDICE

AUTORES

Autor

Guilherme Simas do Amaral Catani

Graduação em Medicina pela Universidade Federal do Paraná (UFPR)

Residência em Otorrinolaringologia pelo Hospital de Clínicas da Universidade Federal do Paraná (HC/UFPR)

Fellowship em Laringologia pelo Hospital IPO

Mestrado e Doutorado em Clínica Cirúrgica pela UFPR

Professor Adjunto de Otorrinolaringologia da UFPR.

Professor da Especialização Lato Sensu em Otorrinolaringologia da UFPR

Médico preceptor do programa de Residência do HC/UFPR

Médico otorrinolaringologista do Hospital Instituto Paranaense de Otorrinolaringologia.

Coautores

Bettina Carvalho

Congeta Bruniere Xavier

Ivan Costa Ramos de Oliveira

Larissa Molinari Madlum

Letícia Raysa Schiavon Kinasz

Lucas Resende Lucinda Mangia

Maria Eduarda Carvalho Catani

Maria Theresa Costa Ramos de Oliveira Patrial

Pedro Carrion Carvalho

INTRODUÇÃO

A transexualidade tem sido objeto de políticas públicas nos últimos anos a partir do reconhecimento das vulnerabilidades em que vivem as pessoas trans. Na área da saúde, é relativamente recente a proposição de uma política nacional de saúde direcionada a esta população A instituição do Processo Transexualizador permitiu o acesso a procedimentos para harmonização, cirurgias de modificação corporal e genital, assim como acompanhamento multiprofissional. Esta é uma obra destinada ao público, profissionais da área de saúde e demais interessados. O está dividido livro em duas partes. A primeira traz o embasamento teórico com aspectos legais e gerais, seguindo com descrições das possibilidades de transição vocal. A segunda parte está escrita no formato "perguntas e respostas", trazendo informações práticas sobre transição vocal. As duas partes são independentes, podendo ser lidas separadamente. A produção e divulgação do conhecimento científico são fundamentais para subsidiar novas ações para o enfrentamento dos desafios ainda existentes.

Boa Leitura!

Prof. Dr. Guilherme Simas do Amaral Catani

PARTE 1

CONCEITOS GERAIS EM TRANSEXUALIDADE

Lucas Resende Lucinda Mangia

Bettina Carvalho

Introdução e definições

Indivíduos transgêneros são aqueles que apresentam algum grau de discordância entre o gênero percebido subjetivamente e aquele que lhe foi atribuído ao nascimento. Há caracteristicamente um sentimento de não pertencimento ao sexo anatômico que, em outras palavras, revela uma incongruência entre o sexo biológico do indivíduo e a sua identidade de gênero. Dessa maneira, o indivíduo apresenta uma nítida sensação de corporeidade equivocada, imputando-lhe, em alguns casos, um sofrimento particular. O descontentamento apresentado pelos caracteres anatômicos e a profunda identificação com as características do sexo oposto são comumente acompanhados de uma persistente sensação de não-reconhecimento das atribuições sociais pertinentes ao sexo biológico. É importante ressaltar que, entre os transgêneros, alguns se identificam de maneira diversa àquela estabelecida pelo conceito binário de "homem" e "mulher", sendo reconhecidos como transgêneros não-binários.

Sublinha-se que o conceito de identidade de gênero reflete a experiência individual de alguém sobre quem é. Desse modo, é diferente da orientação afetiva e sexual, a qual é determinada pela percepção subjetiva sobre por quem o indivíduo se sente atraído. Assim, a transexualidade difere-se da homoafetividade por não necessariamente envolver uma orientação afetiva e sexual dirigida para indivíduos do mesmo gênero, mas uma insatisfação e inadequação com o próprio sexo biológico. Tampouco assemelha-se ao travestismo, o qual envolve essencialmente o desejo por vestir-se e comportar-se como pertencente ao sexo oposto; ou à intersexualidade, a qual incorre na possessão de caracteres sexuais de ambos os sexos.

A estigmatização e a busca por assistência em saúde

Ao redor do mundo, pessoas transgênero experimentam o fardo da estigmatização diariamente. Desse modo, são ligados às ideias de transgressão sexual, imoralidade e transtorno mental. O estresse advindo da posição marginal na sociedade reflete em saúde precária e baixos níveis de bem-estar. Intolerância na escola, abstenção e evasão escolares, conflitos familiares, problemas documentais, discriminação no trabalho, desemprego e subemprego são alguns dos fatores que predispõem tais indivíduos à pobreza. Além disso, há problemas estruturais de acesso à moradia, às oportunidades de estudo e emprego e aos serviços públicos. Tais dificuldades de alcance da plena cidadania ajudam a impulsionar hábitos e situações de risco, como uso de substâncias ilícitas e práticas sexuais inseguras. Essa cadeia de eventos aumenta os riscos à saúde e ao bem-estar e ajudam a explicar os maiores índices de tentativas de suicídio nesse grupo. A transição social, hormonal e cirúrgica de gênero parece estar associada a melhoras na saúde emocional e no bem-estar da população transgênero, e são atualmente reconhecidas como eficazes na abordagem desses indivíduos.

Indivíduos transgênero podem buscar assistência médica por motivos específica e diretamente relacionados a sua incongruência de gênero e consequente disforia. Essa procura pode visar a obtenção de informações e aconselhamento para auxiliar na exploração de questões de identidade ou para considerar decisões relacionadas à transição de gênero e suas implicações amplas. Da mesma forma, os pacientes podem, uma vez decididos, buscar auxílio para o processo de afirmação de gênero *per si*, o qual pode envolver hormonioterapia e/ou cirurgias.

Outras demandas podem surgir a partir de questões particulares reprodutivas ou sexuais secundárias à transição de gênero, como a estocagem de gametas ou cuidado com neogenitálias. Além disso, tais indivíduos podem também necessitar de cuidados relacionados ao sexo biológico, como é o caso do rastreio de cânceres de próstata e de colo de útero em mulheres e homens transgêneros, respectivamente. Pontua-se, contudo, que a saúde do indivíduo transgênero compreende também todos os aspectos não correlacionados à incongruência de gênero isoladamente, de modo que estão sujeitos aos mesmos agravos em saúde do restante da população.

Infelizmente, é frequente que os profissionais de saúde que atendem tais pessoas nos diferentes níveis e contextos de assistência não estejam preparados para o seu acolhimento e seguimento, refletindo no âmbito da assistência à saúde a hostilidade e os preconceitos de outras esferas da sociedade. Isso explica porque é comum que a população transgênero com frequência recorra a mercados paralelos de procedimentos e a tratamentos hormonais auto-administrados e sem o devido monitoramento. A educação profissional é um pilar fundamental do acolhimento e acompanhamento de grupos vulneráveis. Nesse sentido, é fundamental que os profissionais da área da saúde estejam familiarizados e empenhados no acolhimento da diversidade, com respeito à autonomia do indivíduo e aos direitos à liberdade, à singularidade e ao pleno desenvolvimento da personalidade.

O desafio da *despatologização* da transexualidade

O conceito de transexualidade presente nos manuais diagnósticos tradicionalmente a associam a uma doença ou psicose, pois valem-se da dicotomia homem *versus* mulher para determinar o conceito de normalidade e, infelizmente, incorrem em atitudes excludentes e limitadoras da sexualidade e da subjetividade. O acesso aos serviços de saúde torna-se ainda mais dificultado para essa população devido a conceitualização equivocada de que suas experiências configurariam um transtorno mental a ser coibido.

TRANSEXUALIDADE NA LEGISLAÇÃO BRASILEIRA

Bettina Carvalho
Lucas Resende Lucinda Mangia

O processo transexualizador compreende uma série de procedimentos a que se submetem indivíduos transexuais e que se destinam a modificar seus caracteres corpóreos sexuais. A procura por sua realização é movida pelo sentimento persistente e profundo de desconforto e desarmonia entre a identidade de gênero e o sexo biológico, muitas vezes presentes nessa população.

Até o final da década de 1990, as cirurgias para a afirmação de gênero em transexuais eram vedadas no Brasil. Assim, os que pretendiam realizá-las tinham de procurar clínicas clandestinas ou profissionais em outros países. Apenas em 2008 o governo brasileiro reconheceu oficialmente as cirurgias de redesignação sexual. Esse primeiro passo instituiu o "Processo Transexualizador" no âmbito do Sistema Único de Saúde (SUS) e seu marco legislativo foi a **Portaria nº 457/2008**. Através desse texto normativo, foram criadas as instruções de credenciamento e habilitação de "Unidades de Atenção Especializada", as quais seriam passíveis de praticar os devidos procedimentos contidos no processo de redesignação. Tais unidades consistiam em suma por Hospitais de ensino certificados pelo Ministério da Saúde ou Hospitais contratualizados com o SUS. Segundo o documento, o Processo Transexualizador *per si* faria referência à modificação de caracteres corpóreos em indivíduos transexuais mediante tratamento hormonal e cirúrgico.

Segundo o texto dessa portaria, as idades mínima e máxima para submissão aos procedimentos seria de 21 e 75 anos, respectivamente.

A equipe médica mínima estabelecida à época pelas normativas deveria conter um médico cirurgião e anestesista. Já a equipe multidisciplinar médica deveria ser composta por um psiquiatra e um endocrinologista. Apesar de não ser nomeada oficialmente dentre as especialidades requeridas na equipe médica, a Otorrinolaringologia já tinha sua participação sugerida ao se observar o texto do documento em questão. Em seu interior, tal Portaria elencou alguns procedimentos cirúrgicos que estariam incluídos no Processo Transexualizador. Entre tais intervenções, já se podia observar a menção à tireoplastia para feminilização da voz e à cirurgia para redução do *pomo de Adão*.

Antes disso, o Conselho Federal de Medicina (CFM), através da **Resolução nº 1482/1997**, já havia reconhecido como lícita a realização de procedimentos cirúrgicos em pacientes transexuais. Nesse sentido, o órgão maior da Medicina no Brasil autorizava, ao menos a título experimental, as cirurgias de *transgenitalização* em Hospitais públicos universitários. Tais cirurgias deveriam ser realizadas em pacientes com *diagnóstico de transexualismo* (termos utilizados pelo órgão à época, porém inadequados à luz dos conceitos atuais em relação ao tema), após dois anos de psicoterapia e acompanhamento com equipe multidisciplinar (médico psiquiatra, cirurgião, psicólogo e assistente social). Além disso, as intervenções deveriam submeter-se às normas e diretrizes éticas da **Resolução do Conselho Nacional de Saúde nº 196/1996**. Por outro lado, mais tardiamente, em 2002, a **Resolução nº 1652/2002** do CFM ampliou as possibilidades de acesso aos procedimentos de transexualização, tornando possível o atendimento de mulheres trans em qualquer instituição de saúde, pública ou privada. Oito anos depois, a **Resolução nº 1955/2010** do CFM retirou o caráter experimental da cirurgia de neocolpovulvoplastia, e reforçou que o tratamento deveria ser realizado apenas em estabelecimentos que contemplassem integralmente os pré-requisitos estabelecidos, bem como mediante a presença de equipes multidisciplinares. A **Portaria nº 2.836/2011** do Ministério da Saúde instituiu a Política Nacional de Saúde Integral de Lésbicas, Gays, Bissexuais, Travestis e Transexuais e foi importante marco no atendimento em saúde das minorias sexuais. Nessa portaria, um grande avanço foi a definição como direito o "uso do nome social de travestis e transexuais, de acordo com a Carta dos Direitos dos Usuários do SUS".

O aumento no número de procedimentos médicos para redesignação do gênero foi o grande marco da **Portaria MS/GM nº 2803/2013 a** qual redefiniu e ampliou o Processo Transexualizador no âmbito do SUS. Nesse sentido, criou-se uma diretriz para a devida integração de ações e serviços na abordagem da população transexual, tendo como porta de entrada a Atenção Básica em Saúde. Reforçou-se, ainda, a necessidade do devido acolhimento e da humanização do atendimento, o qual deveria ser livre de discriminação. Do ponto de vista técnico, este documento de 2013 incluiu oficialmente uma série de procedimentos complementares sobre gônadas e caracteres sexuais secundários, como tireoplastia, mastectomia, histerectomia com anexetomia bilateral, colpectomia e plástica mamária reconstrutiva. Mais uma vez, fez-se menção a cirurgias da alçada do Otorrinolaringologista, por exemplo, ao tratar de intervenções para alongamento de corda vocal, tipicamente realizadas para feminilização da voz.

Atualmente existem apenas cinco centros de saúde credenciados pelo SUS que promovem cirurgias para afirmação de gênero no Brasil, localizados nas cidades de São Paulo, Rio de Janeiro, Porto Alegre, Goiânia e Recife. Para procedimentos ambulatoriais, que incluem acompanhamento multiprofissional e hormonioterapia, são 12 hospitais referenciados em todo o país. De acordo com o Ministério da Saúde, mesmo não sendo habilitados, o que implicaria em um custeio federal adicional, existem outros serviços de saúde no país que podem realizar procedimentos como mastectomia e cirurgia plástica.

Em 2019, o Conselho Federal de Medicina publicou a **Resolução nº 2.265/2019,** que atualizou as regras para o atendimento médico às pessoas transexuais. Uma mudança muito importante é a própria definição de transexualidade. A resolução anterior, no seu artigo 3º, definia para o *diagnóstico de transexualismo*, no mínimo, os critérios: "1) Desconforto com o sexo anatômico natural; 2) Desejo expresso de eliminar os genitais, perder as características primárias e secundárias do próprio sexo e ganhar as do sexo oposto; 3) Permanência desses distúrbios de forma contínua e consistente por, no mínimo, dois anos; 4) Ausência de outros transtornos mentais." Após sua revisão, agora lê-se em seu artigo 1º: "Compreende-se por transgênero ou incongruência de gênero a não paridade entre a identidade de gênero e o sexo ao nascimento, incluindo-se neste grupo transexuais, travestis e outras expressões identitárias relacionadas à diversidade de gênero." Outra mudança também se deve ao fato de não se mencionar mais a Cirurgia de transgenitalização, e sim como diz em seu inciso § 5º: "Considera-se afirmação de gênero o procedimento terapêutico multidisciplinar para a pessoa que necessita adequar seu corpo à sua identidade de gênero por meio de hormonioterapia e/ou cirurgias."

Além disso, a nova resolução alterou também a idade para a cirurgia, que foi reduzida de 21 para 18 anos. Já as terapias hormonais passaram a ser liberadas a partir dos 16 anos. O tempo de acompanhamento para a realização da cirurgia, por sua vez, também foi reduzido para um ano. A nova resolução também contemplou questões como o bloqueio puberal e a hormonioterapia cruzada e o papel do psiquiatra, além de regulamentar os processos cirúrgicos, configurando-se então o Projeto Terapêutico Singular (PTS). A equipe médica mínima passou a conter pediatra (nos casos com até 18 anos de idade), psiquiatra, endocrinologista, ginecologista e cirurgião plástico, podendo incluir ainda outras especialidades médicas que atendam às necessidades do PTS, como a Otorrinolaringologia.

O Brasil ainda está muito atrasado quanto a legislação para os transexuais em relação a outros países, sendo que o direito à identidade do transexual no Brasil não é assegurado por nenhuma legislação específica. Na Europa, a Inglaterra legalizou as cirurgias transexuais em 1967. Já a Holanda acatou não só a redesignação sexual, como também a adequação do prenome no registro civil do transexual em 1985. Além disso, decisões dos tribunais da França (1976) e Itália (1975) também consagraram a admissibilidade de redesignação sexual e alteração do seu registro civil. Nos Estados Unidos, em estados como Illinois (desde 1961) e Louisiana (desde 1968), é possível alterar o registro de nascimento após o processo de adequação sexual.

Desde abril de 2016, o **Decreto nº 8.727/2016** passou a reconhecer que, nas repartições e órgãos públicos federais, pessoas travestis e transexuais tenham sua identidade de gênero garantida e sejam tratadas pelo nome social. Existem também outras legislações específicas sobre esse direito a nível estadual e municipal. No

Rio de Janeiro, por exemplo, é possível emitir uma carteira de identidade com o nome social reconhecida oficialmente. Ele também pode ser incluído em documentos como CPF, cartão do SUS e título eleitoral.

Em março de 2018, uma decisão do STF (**Ação direta de Inconstitucionalidade ADI 4275/DF**) reconheceu, aos transexuais, o direito de adequar o prenome e o sexo no assento do registro civil, independentemente da realização ou não da cirurgia de transgenitalização. E, para usufruir desse direito, não seria necessário o uso da via judicial, podendo ser realizado junto ao Cartório de Registro Civil. Segundo a ministra do Superior Tribunal de Justiça, Nancy Andrighi, além da permissão para a cirurgia de afirmação do gênero, "o Estado deve prover os meios necessários para que a pessoa tenha uma vida digna. Por isso, é preciso adequar o sexo jurídico ao aparente, isto é, à identidade." Considerando que o sexo depende de elementos "psicológicos, culturais e familiares, a definição do gênero não pode ser limitada ao sexo aparente". Nas palavras de Andrighi, "a alteração do designativo de sexo, no registro civil, bem como do prenome do operado, é tão importante quanto a adequação cirúrgica."

Para muitos autores essa mudança de prenome e sexo no registro civil resolve o problema mais agudo da vida cotidiana dos transexuais. Sua desvinculação da cirurgia para redesignação sexual é importante nos casos em que o paciente já se submeteu a transformações parciais com tratamento hormonal e/ou cirúrgico, mas não desejam ou ainda não realizaram a cirurgia definitiva.

Ainda há muitos empecilhos ao acesso da pessoa transgênero ao tratamento de sua condição, principalmente no SUS. Nesse sentido, tanto os tratamentos quanto a legislação devem evoluir para garantir a universalidade e igualdade de tratamento para essa população, para que eles possam alcançar o direito a saúde, o desenvolvimento de sua personalidade e a dignidade que merecem.

AVALIAÇÃO OTORRINOLARINGOLÓGICA DA PESSOA TRANS

Guilherme Simas do Amaral Catani
Maria Eduarda Carvalho Catani
Pedro Carrion Carvalho

A voz desempenha um papel extremamente importante na interação social, pois além de ser ferramenta de linguagem e de comunicação, também fornece informações sobre a identidade e características da personalidade, atitudes e emoções. Tem impacto direto na construção social do gênero. A comunicação verbal e não verbal são aspectos importantes do comportamento humano e da expressão de gênero.

Sendo a voz um fator marcante na percepção do gênero, a não conformidade entre estes elementos pode gerar sentimentos de inadequação, tendo um potencial impacto psicossocial. Em decorrência disto, as pessoas trans podem experimentar várias formas de angústia referentes a como se sentem em relação ao seu gênero, ou sobre como seu gênero é lido socialmente, além de outros fatores psicossociais não específicos de gênero.

As intervenções profissionais, médicas e fonoaudiológicas, contribuem para uma transição de gênero efetiva. O objetivo principal é obter uma voz e um modo de comunicação mais confortáveis e autênticos para as pessoas trans. A autopercepção quanto à qualidade de sua voz é um aspecto fundamental para uma transição bem-sucedida.

O acolhimento representa o primeiro contato entre o médico e o paciente, por isso é fundamental que desde a primeira consulta uma boa relação entre ambos os lados seja estabelecida. Para que isso ocorra, a relação médico-paciente deve seguir alguns princípios básicos da bioética: A) Princípio da autonomia: o paciente tem a liberdade de decisão sobre o seu corpo, vida e, consequentemente, tratamento. As decisões médicas devem ser consentidas pelo paciente. B) Princípio da beneficência: obrigação ética do médico de maximizar o benefício e minimizar o prejuízo. C) Princípio da não maleficência: as ações do médico devem causar o menor prejuízo possível ao paciente. D) Princípio da justiça: garantir a equidade. Os recursos devem ser distribuídos conforme a necessidade de cada paciente, a fim de solucionar ou reduzir ao máximo o problema de cada um.

Nome social é um termo que se dá ao nome com o qual uma pessoa quer ser tratada, independente do motivo (que pode ou não estar relacionado à sua identidade de gênero) e aos registros civis. É um direito de todos os usuários do Sistema Único de Saúde (SUS) e, portanto, é dever das equipes de profissionais e de todos os setores de uma unidade de saúde tratarem a pessoa com o nome e com os pronomes (masculinos, femininos ou neutros) que ela desejar. Esse nome deve constar em todos os registros do serviço de saúde, como cartão do SUS, documentos, receitas e quaisquer formulários utilizados, com garantia de que a pessoa não seja constrangida ao ter seu nome social confrontado com o nome de registro civil. O nome civil não deve ser tornado público.

A avaliação das pregas vocais é realizada na posição sentada, com a língua mantida fora da boca enquanto o laringoscópio é inserido em direção à orofaringe, até se observar inferiormente a laringe. Às vezes, é necessária anestesia local.

A gravação de imagem e som é importante para acompanhar a evolução do tratamento. Com as gravações é possível determinar a frequência fundamental, um parâmetro fundamental na redesignação vocal. Frequência fundamental abaixo de 145 Hz é geralmente identificada como masculina e acima de 165 Hz como feminina.

A consulta deve suprir todas as informações que o paciente necessita. Muito importante é a percepção da expectativa, o médico deve fazer uma análise clara entre a expectativa e a possibilidade. Quando isto não é feito o risco de insatisfação e frustração é muito maior. As avaliações não devem ser apressadas, todas as dúvidas devem ser sanadas. Adotar uma postura profissional, amigável e acessível só fortalece a relação médico-paciente.

O PROCESSO TRANSEXUALIZADOR

Guilherme Simas do Amaral Catani

Maria Eduarda Carvalho Catani

Pedro Carrion Carvalho

A pessoa transexual procura ajuda médica porque deseja adaptar seu corpo ao senso de gênero. O objetivo é a adequação o mais completo e rápido possível das características físicas do indivíduo ao sexo a que sente pertencer, através de intervenção psicológica, hormonal e cirúrgica.

A redesignação sexual melhora a qualidade de vida e grau de satisfação pessoal, além de ajudar muito na sua integração social e profissional. É claro, portanto, que esta abordagem deve ser cuidadosamente planejada.

A Associação Profissional Mundial de Saúde Transgênero (WPATH) tem processo padronizado de redesignação de sexual. Desenvolve-se ao longo de dois a três anos durante quatro fases mais ou menos delimitadas e requer a participação de equipe multidisciplinar composta por psiquiatras, endocrinologistas, assistente social, psicólogos, dermatologistas, cirurgiões plásticos, urologistas, ginecologistas e otorrinolaringologistas. A redesignação sexual começa com avaliação e acompanhamento psicológico. Às vezes é necessária psicoterapia e, em outras, a intervenção do psiquiatra. Junto com esta avaliação, uma avaliação endocrinológica é realizada e se não houver contraindicação, é iniciado tratamento hormonal, que dura no mínimo dois anos até a fase cirúrgica.

A fase das cirurgias de redesignação sexual se destina a adaptar tanto os genitais quanto outras características sexuais (seios, características faciais, voz, proeminência laríngea, etc.). Após a conclusão da redesignação sexual, o acompanhamento médico de longo prazo é importante principalmente endocrinológico e psicológico. Na verdade, exames periódicos são recomendados para toda a vida. São importantes para monitorar e corrigir os possíveis efeitos adversos do tratamento e a detecção precoce de câncer de mama ou de próstata, osteoporose e doença cardiovascular ou hepática.

TRATAMENTO HORMONAL PARA REDESIGNAÇÃO SEXUAL

Guilherme Simas do Amaral Catani
Maria Theresa Costa Ramos de Oliveira Patrial

A terapia hormonal, tanto feminilizante como masculinizante, faz parte do processo transexualizador e induz o desenvolvimento dos caracteres sexuais secundários desejados, enquanto reduz os do sexo biológico. É amplamente utilizada por grande parte dos pacientes, que relatam alivio importante do sofrimento causado pela inadequação das características físicas à identidade de gênero.

De acordo com a *World Professional Association for Transgender Health (WPATH)* a terapia hormonal feminilizante deve combinar um agente estrogênico, para induzir a feminilização, a um anti-androgênico, que bloqueia a produção de testosterona e reduz os caracteres masculinos. Os principais riscos envolvem o sistema cardiovascular, entre eles a trombose venosa profunda, o surgimento de dislipidemias e o ganho de peso. O emprego de progestágenos deve ser evitado por ter benefícios duvidosos e aumentar os efeitos colaterais.

Já a terapia hormonal masculinizante irá desenvolver caracteres sexuais masculinos no indivíduo geneticamente feminino. O homem trans necessita somente da testosterona, que pode ser ministrada por via tópica ou injetável, a depender das particularidades de cada indivíduo. Entre os efeitos indesejados da testosterona temos a acne, e a toxicidade hepática e muscular.

O tratamento hormonal não pode ser feito em todos os casos. As contraindicações absolutas para o tratamento com estrogênio (em mulheres trans) são: doença tromboembólica, obesidade mórbida, doença isquêmica do coração, doença cerebrovascular, doença hepática crônica ou hipertrigliceridemia grave. Contraindicações absolutas para o tratamento com andrógenos (em homens trans) são: insuficiência hepática, hepatite aguda ou crônica, síndrome nefrótica e descompensação cardíaca.

É muito importante fornecer informações claras e individualizadas sobre provável efeito benéfico e possíveis eventos adversos do tratamento hormonal. Deve-se enfatizar que os efeitos induzidos pelos hormônios são limitados e aparecem gradualmente.

Em relação à via de administração, os estrogênios são geralmente administrados por via oral. Os andrógenos (testosterona) são administrados por via intramuscular, uma vez que a via oral pode não suprimir totalmente a menstruação.

O tratamento hormonal na redesignação sexual tem dois objetivos:

a) Eliminar as características sexuais do sexo original. Geralmente é uma exclusão incompleta. Por exemplo, mulheres trans não revertem os efeitos dos andrógenos no esqueleto: a maior altura, a forma da mandíbula, o tamanho e a forma dos pés e das mãos não mudam. Em homens trans, a maior largura da pelve não é diminui com o tratamento.

b) Induzir as características sexuais do sexo desejado. Nos homens trans, os andrógenos geralmente produzem um desenvolvimento masculino quase completo, incluindo aquisição permanente de uma voz mais grave, hipertrofia permanente do clitóris, alguma atrofia mamária, aumento da massa e força muscular, ganho de peso, crescimento de pelos faciais e corporais, calvície de padrão masculino, diminuição da gordura na região do quadril, etc.

Em mulheres trans, os estrogênios induzem mudanças notáveis, como pele mais lisa, redistribuição da gordura corporal, diminuindo pelos corporais, diminuição ou interrupção da queda de cabelo, diminuição do tamanho testicular, perda de ereções, perda de fertilidade, redução da massa músculo e força, etc.

Os primeiros efeitos do tratamento começam a aparecer após 6-8 semanas. Geralmente são a masculinização da voz em homens trans e o aparecimento de nódulos mamários dolorosos em mulheres trans. O resto das mudanças aparecem em um período entre 6 e 24 meses.

Em relação à voz, o tratamento hormonal tem efeitos diferentes nos dois tipos de transexualismo. No caso de homens trans, o tratamento hormonal (andrógenos) masculiniza a voz dentro em menos de um ano. A voz resultante é adequada para a maioria dos indivíduos. Essa masculinização vocal parece ser estável a longo prazo, mesmo que o indivíduo pare o tratamento. Uma parcela dos homens não fica satisfeita com o resultado vocal e acaba optando por cirurgia de masculinização vocal. Pelo contrário, no caso de mulheres trans, os hormônios (estrogênios) não feminizam a voz, uma vez que o tratamento não tem efeito relevante nas pregas vocais. Nestes casos, outros tratamentos, como terapia vocal e cirurgia são necessários para que a voz se encaixe melhor com a identidade feminina.

TRATAMENTO CIRÚRGICO PARA REDESIGNAÇÃO SEXUAL

Guilherme Simas do Amaral Catani
Maria Eduarda Carvalho Catani
Pedro Carrion Carvalho

Como já mencionado, as alterações induzidas pelo tratamento hormonal não são o suficiente em muitos órgãos do corpo para adaptá-lo à nova identidade sexual, causando nas pessoas trans um profundo desconforto em sua experiência como pertencente ao novo gênero. Portanto, o tratamento muitas vezes deve ser concluído com diferentes intervenções cirúrgicas para alcançar uma maior feminização ou masculinização, conforme cada caso.

Em mulheres trans, algumas dessas cirurgias são: mamoplastia de aumento, genitoplastia feminizante (penectomia, vaginoplastia, clitoroplastia, labioplastia), lipoaspiração de cintura, rinoplastia, redução de ossos faciais, condroplastia para reduzir a proeminência da cartilagem tireóide, e fonocirurgia para feminizar a voz.

Em homens trans a mastectomia é geralmente realizada. Outros procedimentos possíveis são: genitoplastia reconstrutiva masculinizante (histerectomia, salpingo-ooforectomia dupla, vaginectomia, escrotoplastia, uretroplastia, prótese testicular e faloplastia)e lipoaspiração de quadris e nádegas.

VOZ E PREGAS VOCAIS

Guilherme Simas do Amaral Catani
Maria Eduarda Carvalho Catani
Maria Theresa Costa Ramos de Oliveira Patrial

A laringe é um órgão pequeno, de 3 a 5 cm, muito superficial e fácil de tocar. É composta por cartilagem, músculos e ligamentos e faz parte da via aérea, é importante no processo de vocalização e, em última instância, auxilia na deglutição. Devido à influência dos hormônios, seu tamanho pode variar, sendo maior nos homens.

Cartilagens da Laringe:

- Cartilagem tireoide: 2 lâminas (direita e esquerda) que se encontram na proeminência laríngea, facilmente palpável no indivíduo (pomo de adão, é mais proeminente nos homens do que nas mulheres). Tem 2 cornos anteriores e 2 cornos posteriores. É uma cartilagem "em forma de escudo", aberta posteriormente. Protege as cordas vocais.

- Cartilagem Cricoidea: é um anel formado de cartilagem hialina (é larga posteriormente e estreita anteriormente que fica na parte inferior da laringe, ligando-a à traqueia.

- Epiglote: é uma fina estrutura cartilaginosa, que fecha a comunicação da laringe com a traqueia durante a deglutição, impedindo que o alimento entre nas vias aéreas

- Cartilagens Aritenoides: são pequenas cartilagens onde se fixam as cordas vocais. Possuem processo muscular e processo vocal, que vão abrir e fechar, regulando a respiração e gerando o som.

- Corniculadas e Cuneiformes: são bem pequenas ficam sobre as aritenoides e tem pouca função prática

As cartilagens estão ligadas por tecido conjuntivo fibroso entre si por ligamentos e articulações, desse modo as cartilagens podem deslizar, uma sobre a outra, realizando movimentos comandados pelos músculos da laringe.

Os músculos da laringe são de três tipos:

- Adutores - são os cricoaritenoideos laterais e interaritenoideos, eles aproximam as cordas vocais, ou seja, fazem com que ela feche. São também chamados de constritores da glote (esse é o nome da abertura entre as pregas) e atuam principalmente na fonação.

- Abdutores - são os cricoaritenoideos posteriores, que afastam as cordas vocais, abrindo-as. Também são conhecidos como dilatadores da glote e participam da respiração.

- Tensores - são os tireoaritenoideos e os cricotireóideos, que fazem a distensão das cordas vocais, sendo atuantes na fonação.

As pregas vocais, conhecidas como cordas vocais, são duas dobras de músculo e mucosa que se estendem horizontalmente na laringe, com fixação anterior na face interna da cartilagem tireóidea, formando a comissura anterior, a região de convergência de ambas as pregas vocais. Sua função é a de produzir sons ao permitir que suas bordas livres vibrem umas contra as outras e também a de atuar como um esfíncter da laringe quando elas são fechadas.

A laringe participa do sistema respiratório e além disso é o principal órgão responsável pela fonação. Na respiração, a laringe recebe o ar vindo da faringe (também participa do sistema digestório, portanto transporta ar e alimentos) e evita que alimentos passem para a traqueia, por meio da epiglote, que se fecha durante a deglutição.

A voz é um dos principais elementos da nossa personalidade e a base da comunicação. É produzida pela vibração das duas pregas vocais localizadas na laringe. Mas, para produzir vibração, um fluxo de ar dos pulmões deve passar pelas pregas vocais ao expirar. As pregas vocais se afastam na respiração e se aproximam durante a fonação, e é a passagem de ar entre elas que faz com que as membranas mucosas vibrem e produzam som. Este som será modelado em uma posição mais alta pelo ressonador (boca, faringe, nariz) e articuladores (língua, lábios, palato mole). Esse processo nos permite reconhecer que cada uma de nossas vozes é única.

Caraterísticas da voz

1. Tom (pitch) de voz: o tom está ligado à altura do som (graves e agudos) não ao volume. Dizemos que uma pessoa tem um tom de voz grave ou agudo para indicar que a voz falada dela se concentra em regiões mais graves ou mais agudas. Definido pela frequência fundamental. Quanto mais alta a frequência fundamental mais aguda é a voz e vice versa.

2. Timbre é uma característica acústica da fala, gerada a partir da vibração da laringe em conjunto com as cordas vocais e impulsionada pela passagem do ar pulmonar e das articulações de diversas cavidades, como a boca, a traqueia, a garganta e etc.

   Assim como acontecem com os instrumentos musicais, o timbre da voz humana varia de acordo com o formato das cavidades que sofrem com a ressonância das cordas vocais, levando em consideração vários fatores, como a quantidade de ar pulmonar, por exemplo.

3. Entonação é como o tom e o volume de uma pessoa mudam ao longo de uma frase ou sentença para transmitir ênfase, estado emocional e muito mais. Todos têm padrões únicos em sua entonação que transmite quem eles são.

4. Ressonância. O modo como o som que se produz é alterado pelo tamanho e formato da boca. A ressonância se refere à forma como o som produzido pela laringe é moldado e alterado à medida que passa pela boca e pelo nariz, ou pelas cavidades oral e nasal. Diferentes tamanhos e formatos de cavidades podem afetar muito o timbre, ou textura, do som produzido. Quanto maior a cavidade, mais rico é o som produzido; quanto menor a cavidade, mais claro e fino é o som. Cantores versáteis e dubladores podem mudar a forma de seu trato vocal para produzir diferentes qualidades vocais e estilos de canto (veja abaixo); o mesmo pode ser feito para a voz falada para ajustar o timbre dos alto-falantes.

5. Articulação. O comprimento, intensidade e formato das vogais e consoantes. É a forma como produzimos os sons da fala. Para articular cada som, há posicionamento dos articuladores: língua, lábios em determinados pontos articulatórios: dentes, alvéolos e palato.

6. Linguagem. Escolha de palavras com base no contexto, estrutura da frase e estilo de fala. Linguagem é o sistema através do qual o ser humano comunica suas ideias e sentimentos, seja através da fala, da escrita ou de outros signos convencionais.

7. Não-verbal. Gestos, expressões faciais e movimentos. A comunicação não verbal, como o próprio nome sugere, é aquela que acontece sem o uso de palavras faladas ou escritas. Inclui comportamentos aparentes, como: olhares, gestos, toques, posturas, assim como mensagens menos óbvias, como: roupas, distância espacial entre as pessoas etc.

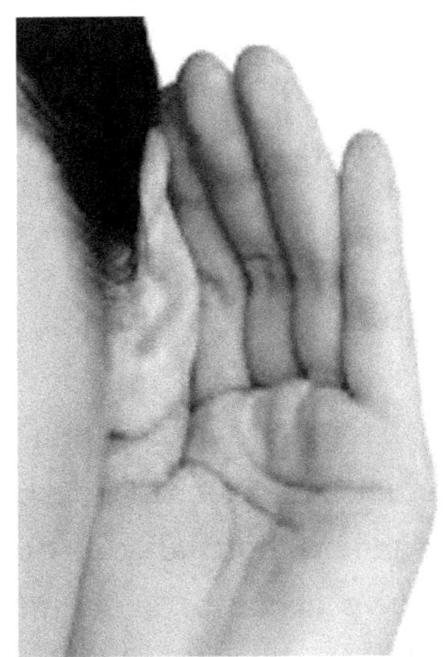
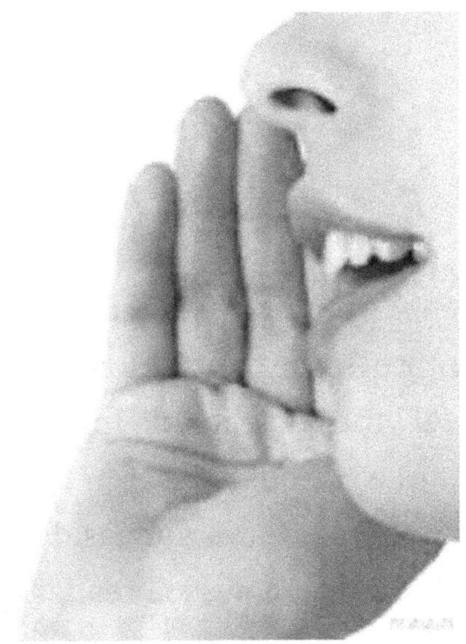

DETERMINANTES ANATOMOFISIOLÓGICOS DO TOM VOCAL

Guilherme Simas do Amaral Catani
Maria Theresa Costa Ramos de Oliveira Patrial

A voz modal é aquela em que as cordas vocais entram em contato totalmente durante a fonação, a mucosa e o músculo vocal vibram de forma independente. Isto é responsável pela maioria das frequências e intensidades médias da extensão vocal. Ocorre em circunstâncias de espontaneidade ou "normalidade da voz", ou seja, a pessoa realiza uma emissão vocal confortável sem modificar o tom ou intensidade. É diferente de: falsete onde o fechamento glótico é incompleto e apenas a face superior das cordas vocais vibra, resultando em um agudo; e o *vocal fry*, onde a mucosa e o músculo vocal vibram juntos resultando em uma baixa emissão vocal.

O tom da voz modal, ou seja, o tom de uma voz espontânea e confortável em uma faixa média de frequências, é determinada pelo comprimento, massa etensão das cordas vocais e, em menor grau, pela pressão subglótica. A correlação acústica do tom vocal modal é a frequência fundamental (F0), que é o número de vezes que as cordas vocais vibram por segundo. Quanto menor F0, mais grave é a percepção da voz quanto, maior é o seu valor, mais agudo é a percepção.

A F0 é definida pela seguinte fórmula: $F0 = \frac{1}{2} L \sqrt{(T / P)}$

Onde L é o comprimento das pregas vocais, T é a tensão das

pregas vocais e P é a densidade (massa) do tecido das pregas vocais.

De acordo com esta fórmula, a F0 pode ser alterada modificando o comprimento, tensão ou massa (densidade) das pregas vocais. Em condições fisiológicas e na ausência de patologia, o comprimento de repouso e a massa total das pregas vocais são variáveis que podem ser consideradas constantes,sendo a tensão a variável que muda dependendo do tom de voz a ser emitidoem um determinado momento: se vamos emitir um som agudo, as cordas aumentam sua tensão; e se vamos emitir um som grave, elas reduzem a tensão.

A F0 é, portanto, inversamente proporcional ao comprimento das pregas vocais. Por este motivo, em condições fisiológicas no sexo masculino, em que o comprimento das pregas é 1,5 vezes maior do que nas mulheres, a F0 é menor.

A massa das pregas vocais é maior no sexo masculino, o que resulta em uma menor F0 (voz mais grave).

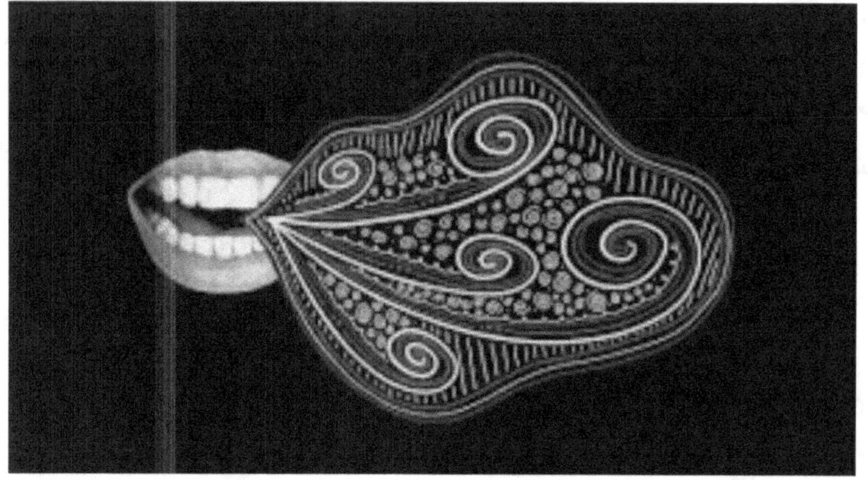

PREPARAÇÃO PARA TRANSIÇÃO VOCAL

Guilherme Simas do Amaral Catani
Maria Eduarda Carvalho Catani
Pedro Carrion Carvalho

A voz é uma importante característica sexual e de gênero. Além de adquirir uma aparência física e configuração corporal em conformidade com o seu gênero, pessoas trans consideram a voz um fator muito influente em suas vidas e em sua identidade. Relacionam intimamente sua qualidade de vida com a percepção de que outros têm de sua voz, principalmente na esfera trabalhista e social.

Transição vocal é sempre conduzida em conjunto com a fonoaudiologia.

Após a avaliação otorrinolaringológica a pessoa trans é encaminhada para avaliação fonoaudiológica. Equipes multidisciplinares são fundamentais.

A fonoaudiologia e a cirurgia destinam-se a atuar sobre os parâmetros vocais para influenciar a percepção de feminilidade ou masculinidade da voz da pessoa trans. No tratamento de redesignação sexual, o principal parâmetro que tem sido positivamente correlacionado com a feminilidade da voz está o aumento da frequência fundamental (F0). Foi constatado que a F0 é o parâmetro mais modificado pelas pessoas trans.

Sentir-se confortável ao usar a voz é essencial para uma comunicação verbal eficaz. Para muitas pessoas trans, no entanto, a voz de uma pessoa pode ser fonte de grande ansiedade, depressão e disforia. Isso pode resultar em evitar situações sociais, não expressar opiniões valiosas em seus empregos e ansiedade em torno de muitas atividades da vida diária. Para aqueles cuja voz diminui sua qualidade de vida, o treinamento vocal é uma opção segura para explorar as potencialidades vocais!

O Programa de Redesignação Vocal (PRV-trans) proposto por Dornelas et al. é muito interessante e compreende as seguintes etapas: visando a organização do grupo, sugere-se que seja regido por uma fonoaudióloga e no máximo cinco usuários, com duração máxima de 40 minutos cada encontro. Neste período, os usuários serão estimulados a trabalhar um determinado parâmetro vocal e inseri-lo na sua fala automática de acordo com as suas necessidades individuais. O programa se baseia na Terapia Vocal Eclética com o objetivo de alcançar uma comunicação mais efetiva de acordo com a demanda do usuário baseado nos parâmetros trabalhados. São utilizadas as abordagens diretas, realizando exercícios vocais de acordo com a Classificação das Categorias de Abordagens usuais de tratamento fonoaudiológico das disfonias e abordagem indireta com orientações sobre o bem-estar vocal. A duração proposta do PRV-trans é de 12 meses com um encontro por mês. Em cada mês será trabalhado, tanto individual quanto coletivamente, um parâmetro vocal específico com um diferente Método, tais como: corpo, pitch, loudness, ressonância, projeção vocal, articulação, velocidade de fala, prosódia, psicodinâmica vocal, resistência vocal, expressividade vocal e expressividade corporal.

ESTRATÉGIAS DE FEMINIZAÇÃO VOCAL EM MULHERES TRANS

Guilherme Simas do Amaral Catani

Mulheres trans desejam ter uma voz feminina bem torneada, espontânea, sem recorrer a truques como o falsete. Muitas vezes apresentam uma emissão semelhante à disfonia de tensão muscular devido a passar anos forçando a laringe a falar em um tom de voz mais alto. Elas se tornam incapazes de produzir fonação relaxada. Por este motivo, sugere-se que a abordagem para feminização vocal deve ser feito no início do processo de redesignação sexual para obter os melhores resultados. Mulheres trans com menos de 30 anos, em desacordo com seu sexo biológico desde a infância, respondem melhor a tratamentos para feminizar a voz, ao contrário daquelas que iniciam mais tarde o processo de redesignação sexual.

Uma voz mais feminina pode ser alcançada através da aquisição de padrões laríngeos: aumentando a F0, modificando os fluxos e pressões subglóticas, modificando os ressonadores e feminilizando outros comportamentos linguísticos, como entonação, prosódia, vocabulário, etc. e paralinguística, como a comunicação não verbal.

Devemos sempre observar o objetivo da terapia para feminizar a voz deve incluir não apenas a melhora de parâmetros acústicos objetivos, mas também a maior satisfação das mulheres trans com sua voz. Como já foi dito, o tratamento hormonal não feminiliza a voz nas mulheres trans, restando duas opções de tratamento nestes casos: terapia vocal e tratamento cirúrgico.

Terapia de voz e comunicação

A terapia vocal e de comunicação visa a modificação do comportamento vocal mudando o mecanismo laríngeo, padrões respiratórios, entonação, articulação, vocabulário e inflexão. A terapia de voz deve ser iniciada logo nos estágios iniciais de redesignação sexual, independentemente do tratamento hormonal e cirúrgico, pois melhora os resultados. O design e os objetivos da terapia da fala devem ser individualizados.

Os objetivos da terapia da fala e da comunicação em mulheres trans são:

I) Adaptar o comportamento vocal ao papel do gênero feminino, levando em consideração constituição física.

II) Aumentar a F0 da voz acima de 150 Hz. É necessário alterar o comprimento e tensão das pregas vocais junto com o controle do fluxo laríngeo. Procura-se aumentar o fluxo glótico de ar, seja pela modificação da estrutura laríngea por meio da contração dos músculos laríngeos e supraglóticos intrínsecos ou aumentando a pressão subglótica. Uma voz mais feminina é geralmente percebida a partir do quarto mês de terapia.

III) Alterar a ressonância oral. Visa encurtar o trato vocal para alcançar uma ressonância mais leve e delicada, aumentando a abertura labial durante a fala.

IV) Minimizar o uso da ressonância torácica.

V) Adquirir um certo grau de voz soprosa por ser mais suave e menos intensa. Ajuda a conseguir uma voz mais feminina.

VI) Evitar e *vocal fry* (fonação vestibular em detrimento das bandas ventriculares), uma vez que carrega energia de baixa frequência que é inversamente proporcional à feminilidade da voz.

VII) Aumentar a variabilidade da entonação.

VIII) Reduzir a intensidade vocal medida em decibéis (dB) ou nível de pressão sonora (SPL)

IX) Feminizar os padrões de linguagem espontâneos, como riso e tosse.

X) Reduzir a tensão vocal e produzir uma fonação mais relaxada.

XI) Reduzir a articulação imprecisa.

A terapia da fala atinge um aumento médio inicial em F0 de 10 a 78 Hz na voz falada, e até 97 Hz na emissão de vogais sustentadas, embora quanto menor a F0 inicial, maior o aumento que se consegue com o tratamento.

Mulheres trans mostram grande satisfação após terapia vocal de curto prazo embora relatem que em situações espontâneas como tosse, bocejo, riso ou choro, a emissão de uma voz masculina persista. Sua consistência não foi demonstrada para longo prazo como o único tratamento da disfonia tonal. É sugerido que a combinação terapia da fala e cirurgia seja o tratamento ideal para essas pessoas.

A Feminização cirúrgica da voz será abordada em outro capítulo.

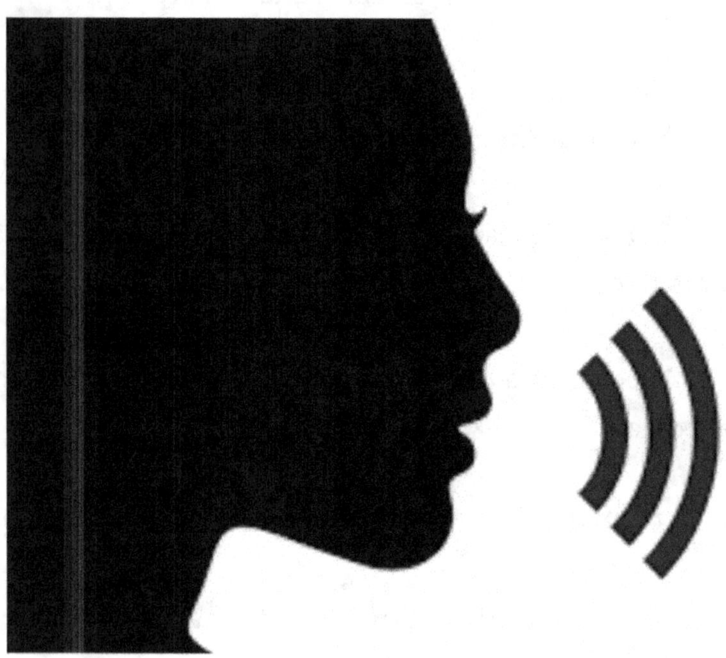

ESTRATÉGIAS DE MASCULINIZAÇÃO VOCAL EM HOMENS TRANS

Guilherme Simas do Amaral Catani
Maria Eduarda Carvalho Catani
Pedro Carrion Carvalho

Aspectos como comunicação e a voz se destacam na proposta da World Professional Association for Transgender Health (WPATH), que inclui a comunicação – verbal e não verbal – como aspecto importante ao cuidado de saúde integral já que é um fator implicado na expressão de gênero. Nesse documento, afirma-se que pessoas transexuais ou com variabilidade de gênero, que sintam a necessidade, podem desenvolver características vocais e/ou padrões de comunicação não verbal que promovam conforto à sua identidade de gênero

Sendo assim, as intervenções fonoaudiológicas quanto aos aspectos vocais e comunicação podem contribuir para uma transição de gênero efetiva, caracterizando-se como seu principal objetivo a obtenção de padrões vocais e de comunicação tanto mais confortáveis como mais autênticos para a pessoa trans É importante explicitar que, inicialmente, as intervenções fonoaudiológicas quanto à redesignação vocal estavam embasadas na adaptação da frequência fundamental: elevar a frequência fundamental, no caso das mulheres trans, e abaixá-la nos homens trans.

Estudos sobre a voz de homens trans são escassos, o que pode estra relacionado ao fato científico de que os homens trans não teriam problemas vocais ou necessidade de atenção relacionada a voz devido a administração do hormônio testosterona que levaria a uma transformação satisfatória de suas estruturas de produção vocal e, consequentemente, da sua voz. Porém,

A quantidade de homens trans que procuram avaliação e tratamento vocal é muito menor do que mulheres trans. Isso pode estar relacionado à redução do pitch (tom) que os homens trans experimentam como resultado da terapia hormonal. Como resultado, a necessidade de terapia de voz para homens trans pode ser subestimada. A mudança de tom induzida por hormônio nem sempre é isenta de problemas e não está claro se é suficiente para o falante ser identificado como homem. A hormonioterapia não garante, necessariamente, satisfação quanto a nova voz.

Características vocais na transição vocal

I. Tom.

Com a terapia hormonal, a redução do tom (pitch) é alcançada em cerca de 1 ano. Após a resposta a esse tratamento, é relatado que cerca de 75% dos homens trans são identificados como homens por telefone. Isso deixa 1 em cada 4 homens trans não ser percebido verbalmente como homem. Após intervenção comportamental com um fonoaudiólogo, foi demonstrado que o tom da fala diminuiu em média 35 Hz, com redução da instabilidade e da fadiga vocal.

II.   Ressonância.

O aumento da 'ressonância torácica' é sugerido como uma meta na terapia de voz. Alcançar uma ressonância equilibrada durante a produção da voz contribui para a eficiência vocal geral e pode desempenhar um papel na melhora relatada nas queixas de voz para homens trans após a terapia de voz. Essas mudanças na ressonância são ainda apoiadas por dados que mostram uma mudança nas frequências dos formantes (o correlato acústico da ressonância) durante o primeiro ano de tratamento hormonal em conjunto com a intervenção comportamental.

III.   Entonação.

Evitar a monotonicidade, é sempre sugerido para homens trans.

IV.   Intensidade

A intensidade vocal em homens trans não está bem documentada na literatura de pesquisa. Porém, se o aumento da soprosidade e o uso de menor intensidade vocal contribuem para a feminização da voz, pode-se considerar que reduzir a soprosidade e evitar uma voz suave podem ajudar na percepção de uma voz mais masculina.

Embora o tom (pitch) seja abordado principalmente por meio da terapia hormonal e, secundariamente, pela terapia de voz, os outros componentes da produção da voz são tratados principalmente por meio da terapia de voz comportamental.

A fonação de fluxo e a terapia de voz ressonante são duas técnicas comuns de terapia de voz. A fonação de fluxo visa a expiração equilibrada do fluxo de ar durante a produção da voz, usando a respiração como fonte de energia para alcançar a eficiência vocal. A terapia de voz ressonante se concentra em alcançar uma fonação fácil enquanto experimenta a energia ou vibração do som na cavidade oral. A combinação dessas técnicas pode funcionar para maximizar a produção de voz visando altura, ressonância, entonação e intensidade para homens trans.

Efeitos da terapia hormonal de testosterona na voz

Cerca de 90% dos homens trans alcançam resultados de voz aceitáveis, diminuindo o tom para uma faixa de gênero neutro ou masculino, após 4 a 5 meses de uso de andrógenos exógenos. Em vários estudos, o tom médio da fala caiu de uma faixa feminina de 190-200 Hz para um intervalo masculino aceitável de 100 a 140 Hz. No entanto, enquanto o tom baixo ocorre como consequência do espessamento dos tecidos devido aos efeitos dos andrógenos, em alguns casos, os padrões de fala masculina devem ser aprendidos por meio da terapia comportamental. Por volta de 10% dos pacientes ou mais terão alguma dificuldade durante a transição devido à incapacidade de produzir vocalizações eficientes com o aparelho laríngeo alterado ou à incapacidade de adotar naturalmente padrões de fala masculinos. Esses pacientes geralmente respondem ao aconselhamento de um fonoaudiólogo certificado com experiência no tratamento de indivíduos com problemas de voz transgênero. Uma pequena parte destes pacientes necessita de cirurgia de Masculinização vocal.

A Masculinização cirúrgica da voz será abordada em outro capítulo.

CIRURGIAS PARA FEMINIZAÇÃO VOCAL

Guilherme Simas do Amaral Catani
Letícia Raysa Schiavon Kinasz

É possível fazer um violoncelo soar como um violino? Certamente, pode-se tentar tocar o violoncelo com o mesmo modo que um violino, mas o tamanho do instrumento, comprimento e peso das cordas, ressonância e tons serão claramente os de um violoncelo. Para elevar o som (deixar mais agudo) pode-se substituir as cordas do violoncelo por cordas mais leves aplicadas com maior tensão; entretanto, outras características do instrumento irão, necessariamente, permanecer as mesmas e o som resultante é imprevisível. Vai soar como um violino ou como um violoncelo com cordas diferentes?

Questões semelhantes existem quando se considera a alteração cirúrgica das pregas vocais para feminizar a voz.

O objetivo do tratamento cirúrgico para feminizar a voz é aumentar a velocidade vibracional das cordas vocais, ou seja, aumentar a F0 (elevar o pitch ou o tom). Pelo que foi escrito em capítulos anteriores, existem várias maneiras de conseguir isso:

I. Aumentar a tensão das pregas vocais através do seu alongamento.
II. Diminuir a porção vibratória das pregas vocais
III. Diminuir a massa/ consistência das pregas vocais.

Os procedimentos cirúrgicos para aumentar a F0, são baseados em uma ou mais dessas opções. Apresentamos os mais relevantes a seguir:

1. Tireoplastia tipo IV ou Aproximação cricotireoidiana

Também chamada de cricotiropexia, foi descrita por Isshiki em 1974. Tem sido o procedimento cirúrgico mais utilizado para feminilizar a voz em mulheres trans.

Tem como objetivo aumentar a tensão das pregas vocais por seu alongamento, simulando uma contração permanente do músculo cricotireóideo, assim o tom (pitch ou F0) da voz falada e cantada aumenta.

A cirurgia pode ser realizada sob anestesia local ou geral. Através de uma cervicotomia externa ao nível da membrana cricotireoidiana, acessando o esqueleto laríngea, as cartilagens cricóide e tireóide são aproximadas e fixadas por meio de sutura ou miniplacas. A técnica de sutura introduzida por Lee que evita lesões de cartilagem, melhora a ideia original de Isshiki.

Bons resultados objetivos de curto prazo foram descritos, com um aumento variável da F0, de 16 a 131 Hz. O espaço cricotireoidiano diminui entre 6 e 10 mm, que pode ser medido por tomografia computadorizada. Foi calculado que para cada milímetro de aproximação o tom vocal aumenta de 0,15 a 0,90 semitons ou 6,7 Hz. Para aumentar as possibilidades de sucesso desta cirurgia, vários autores recomendam trazer a cartilagem tireóide o mais próximo possível da cartilagem cricoide, promovendo uma fusão entre as duas.

Subjetivamente, a voz pós-operatória é percebida como mais feminina, e grande parte das mulheres trans ficam satisfeitas com o resultado. A terapia vocal pós-operatória sempre deve ser feita e ajuda a manter os resultados da cirurgia.

A principal vantagem deste procedimento é que ele mantém a integridade das pregas vocais e, portanto, o timbre vocal característico de cada pessoa. Sua principal desvantagem é que os resultados iniciais não persistem no longo prazo, com uma diminuição do tom (pitch) entre 6 e 18 meses após a cirurgia. Isto ocorre em função do relaxamento da tensão entre as duas cartilagens, por afrouxamento das suturas. A redução do tom (pitch) vocal pode fazer com que a F0 não seja alta o suficiente para que a voz seja percebida como feminina, diminuindo a satisfação inicial e afetando a qualidade de vida. Outra desvantagem é que, ao exigir uma abordagem cervical externa, permanece uma cicatriz visível na região cervical anterior. Além disso, devido à rotação anteroinferior da laringe que ocorre após a aproximação das duas cartilagens, a proeminência tireoide ou "pomo de Adão" torna-se mais evidente

As complicações dessa técnica são raras. Foram descritos: hemorragia cervical, infecção da ferida cirúrgica, pericondrite e aumento excessivo da F0 resultando em uma voz estridente ou muito aguda com limitação do alcance vocal.

2. Redução da cartilagem tireóide e das pregas cordas vocais

Descrita por Kunachak *et al.*no ano de 2000, esta técnica consegue afinar a voz combinando alongamento e encurtamento das pregas vocais em um único ato cirúrgico. Requer cervicotomia externa e anestesia geral. Consiste na remoção da porção mais anterior e medial da cartilagem tireóide (em toda a sua extensão crânio-caudal) e os 6 mm mais anteriores das pregas vocais. Posteriormente, o leito cirúrgico é suturado unindo as pregas vocais e a cartilagem tireóide em sua porção mais anterior. Os autores relatam um aumento médio da F0 de 168 Hz. Tem como vantagens a redução simultânea da proeminência da cartilagem tireóide e a longa duração de seus efeitos (6 anos após a cirurgia). Seu principal desvantagem é que é uma técnica invasiva, podendo alterar a estrutura de toda a laringe.

3. Ajuste da voz por laser CO 2

Descrita por Orloff em 2006. É realizada sob anestesia geral e por abordagem endoscópica (pela boca). Consiste na vaporização de 1-2 mm lateral à borda livre das pregas vocais e ao longo da face superior, a fim de limitar a vibração lateral das cordas vocais. A F0 aumenta 26 Hz em média, melhorando a feminilidade da voz. Pode diminuir a qualidade vocal, o volume e o alcance vocal.

4. Glotoplastia.

Foi descrita por Wendler em 1989. Consiste na criação de uma sinéquia anterior entre as duas pregas vocais, encurtando sua porção vibratória, elevando assim a F0 da emissão vocal (voz mais aguda).

É realizada sob anestesia geral por laringoscopia direta (por dentro da boca), evita cicatriz externa no pescoço. A desepitelização ou decorticação é realizada nos 30 a 45% anteriores das pregas vocais em sua borda livre, face superior e face inferior preservando o ligamento vocal. Pode ser feita com pinças e microtesouras curvas, conforme descrito por Wendler ou por laser de CO2. Para promover a criação da sinéquia anterior, as pregas vocais são suturadas.

No pós-operatório, a paciente deve fazer repouso vocal absoluto por 7 dias e repouso vocal relativo mais 2 semanas. Esta medida limita a tensão das pregas vogais e evita deiscência da sutura. Recomenda-se iniciar a fonoterapia na segunda semana para modificar o comportamento vocal o mais rápido possível. Com esta técnica cirúrgica, a F0 aumenta significativamente em 6 semanas entre 44 e 85 Hz e este aumento parece ser mantido ao longo do tempo.

A disfonia pós-operatória está relacionada ao aumento do esforço vocal e ao edema pós cirúrgico. Esse esforço tende a diminuir com o tempo. As complicações incluem a presença de granulomas na área da sutura, deiscência da sutura, ou a mais grave que consiste na formação de uma sinéquia excessivamente grande, levando a disfonia permanente e voz diplofônica.

A glotoplastia é uma técnica que não resolve completamente o problema da feminização vocal (fonoterapia é fundamental), porém não é muito invasiva e apresenta resultados estáveis.

CIRURGIAS PARA MASCULINIZAÇÃO VOCAL

Guilherme Simas do Amaral Catani
Larissa Molinari Madlum
Maria Eduarda Carvalho Catani

A terapia hormonal geralmente consegue masculinizar a voz e abaixar o tom vocal. No entanto, esse pode não ser o caso para todos os homens trans. Embora seja muito menos comum, a cirurgia para abaixar o tom vocal existe e pode ser considerada se a terapia hormonal tradicional não o abaixou adequadamente.

Em estudo de Cler e colaboradores, três quartos dos indivíduos após terapia hormonal acreditavam que tinham uma voz que sempre seria considerada masculina. Quase todos os pacientes acreditavam que a alteração bem-sucedida na voz era de importância equivalente para eles com a cirurgia de redesignação sexual (modificação cirúrgica dos órgãos sexuais).

No entanto, a terapia hormonal é ineficaz em alguns casos. Estando indicada tratamento cirúrgico nesta situação. A Tireoplastia tipo III é uma técnica cirúrgica usada para reduzir o diâmetro ântero-posterior da cartilagem tireóidea. Isso faz com que as pregas vocais encurtem e relaxem. Com a diminuição na tensão da prega vocal, ocorre redução da frequência fundamental com a voz tornando-se mais grave.

O princípio básico é diminuir a distância entre as inserções das pregas vocais, reduzindo assim a tensão das pregas vocais. Esta técnica foi descrita por Isshiki, que propôs diminuir o tom da voz por relaxamento ântero-posterior. Resultando em pregas vocais com tensão reduzida.

A primeira versão dessa tireoplastia de relaxamento, também chamada de tireoplastia de retrusão, consiste na excisão uni ou bilateral de tiras verticais de 2 a 3 mm de cartilagem tireóidea. Uma segunda versão alcançou um resultado semelhante ao incisar a lâmina tireoidiana bilateralmente e deprimir o segmento anterior da cartilagem tireóidea. Esta versão modificada é chamada de tireoplastia de relaxamento por abordagem medial.

1. <u>Tireoplastia de retrusão</u>

2. <u>Tireoplastia de relaxamento por abordagem medial</u>

Na segunda versão, duas incisões verticais são feitas, deslocando-se posteriormente todo o segmento anterior da cartilagem tireóidea. As suturas são feitas entre as partes fixas da cartilagem tireóidea.

CONDROPLASTIA LARÍNGEA

Guilherme Simas do Amaral Catani

Larissa Molinari Madlum

Maria Eduarda Carvalho Catani

A condroplastia é um procedimento desenvolvido para reduzir a proeminência da cartilagem tireoidea. Foi inicialmente descrito por Wolfort e Parry em 1975.

A técnica é indicada principalmente para mulheres trans nas quais o "pomo de Adão" proeminente é um marcador de aparência masculina. Nos últimos anos, a cirurgia de afirmação de gênero tem se ampliado para além de seu foco inicial na conformação genital, e inclui agora também outras áreas do corpo. À medida que a sociedade reconsidera suas interpretações de masculinidade, feminilidade e definições de gênero, os indivíduos transgêneros perceberam que só serão capazes de fazer uma verdadeira transição se forem reconhecidos pelo público em seu papel social escolhido. Assim, é importante que o cirurgião tenha conhecimento e prática nesse procedimento para melhor atender às necessidades destas pessoas.

A laringe masculina é indistinguível da feminina até a adolescência. Ao atingir a puberdade, a laringe masculina e, particularmente, a cartilagem tireoidea aumentam de tamanho. A dimensão ântero-posterior da laringe quase dobra de tamanho, resultando em maior projeção e proeminência na linha média. Além do tamanho, as bordas anteriores da cartilagem tireoidea também se conectam em um ângulo muito mais agudo, acentuando a proeminência laríngea.

O procedimento representa um desafio para o cirurgião em equilibrar estética e função. A ressecção conservadora da cartilagem pode causar insatisfação com o resultado, enquanto que a ressecção excessiva pode desestabilizar o tendão da comissura anterior e alterar o registro da voz para mais grave. Isso pode ser devastador para mulheres trans. Além disso, o ligamento tireoepiglótico deve ser preservado durante o procedimento, devido ao seu local de inserção próximo à borda superior da cartilagem tireóidea. Embora a desestabilização epiglótica seja rara, é um risco conhecido que pode teoricamente resultar em disfagia (dificuldade para engolir)

A técnica descrita por Wolfort e Parry em 1975 e modificado por Wolfort e colaboradores em 1990, é realizada por uma pequena incisão no pescoço, com o uso de *drill (pequena broca parecida com a que os dentistas usam)*, é obtido refinamento do contorno da cartilagem.

Os pacientes têm alta no mesmo dia com prescrição de analgesia, antibiótico e corticóide. Repouso relativo é recomendado, evitando exercício físico pesado. A sutura é removida no sétimo dia.

Therattil e colaboradores descrevem as complicações mais comuns após a condroplastia: odinofagia (dor para engolir) em 20,3% dos pacientes, rouquidão em 36,2% dos pacientes e laringoespasmo em 1,4% dos pacientes. Dos pacientes que apresentaram rouquidão pós-operatória, 96% tiveram resolução em 20 dias.

Cohen e colaboradores, em trabalho sobre satisfação pós condroplastia, descrevem que 50% das pacientes relataram que seu pescoço / pomo de adão não tinha nenhuma caraterística masculina e apenas 15% relataram insatisfação.

Embora muito menos comum, o caminho inverso também pode ser percorrido. É possível realizar a condroplastia de aumento, ou seja, a criação de um "pomo de Adão" em homens trans. A técnica descrita por Deschamps-Braly e colaboradores utiliza cartilagem das costelas.

ORIENTAÇÕES PRÉ E PÓS OPERATÓRIAS

Guilherme Simas do Amaral Catani

Maria Eduarda Carvalho Catani

Pedro Carrion Carvalho

Qualquer tipo de cirurgia causa certa tensão no paciente. Isso é natural, mas quando o paciente está bem assistido, por uma equipe profissional capacitada, não há motivos para se preocupar. Apenas se preparar para a cirurgia.

Converse com o médico que vai fazer a cirurgia e converse sobre o procedimento. Levante todas as suas dúvidas, anote-as para não esquecer nenhuma e leve-as para o especialista. A conversa deve ser tranquilizadora, para que você receba todas as informações necessárias sobre o procedimento, mas saiba também quais são os riscos ou complicações que podem acontecer. Seu médico vai indicar todos os processos que você deve seguir para se preparar para cirurgia, antes e depois.

Ouça com atenção todas as informações, anote-as se achar necessário e evite ficar com dúvidas.

A preparação é fundamental para que todo o procedimento ocorra bem e isso não depende apenas da equipe médica. A dedicação do paciente também é muito importante para que tudo ocorra bem.

Hoje em dia, com a facilidade que a internet oferece, as informações estão muito acessíveis. Porém, o que deveria ser um benefício, pode se tornar um grande problema. Muitos pacientes usam a internet como principal fonte de informação e acabam se equivocando. Por isso, evite buscar informações em outros lugares, sem ter o apoio e o direcionamento de um profissional.

Marcar avaliação com anestesista.

Avisar antecipadamente se for necessário cancelar a cirurgia.

O jejum deve ser absoluto de 8 horas anteriores a cirurgia (inclusive líquidos, água, balas e chicletes).

Comparecer ao hospital no dia e hora marcados pelo setor de internação. Trazer todos os exames solicitados.

Qualquer dúvida entrar em contato com o setor de pré-internação do hospital.

Vá ao hospital preferencialmente acompanhado de um familiar ou pessoa de seu relacionamento.

Informe qualquer problema de saúde recente que porventura apareça, tais como febre, diarréia, gripe, infecção urinária

Não utilizar medicações que possam alterar a coagulação sanguínea nos 15 (quinze) dias antes do procedimento, tais como: Ácido acetil salicílico e Ginkgo Biloba.

Interrompa o uso de qualquer medicamento para emagrecer no mínimo 10 dias antes da cirurgia.

Mantenha as medicações de uso crônico. Doenças de base como diabetes e hipertenção arterial devem estar bem controladas.

O uso de cigarros, charutos, cachimbo ou qualquer outra forma de consumo de tabaco eleva o risco de infecção no pós-operatório e retarda a cicatrização.

Não ingerir bebidas alcoólicas na véspera da cirurgia.

Informe ao seu médico sobre qualquer forma de alergia

Caso você faça uso de órteses estéticas como: cílios e/ou cabelos postiços e/ ou piercing você deverá avaliar previamente com o seu médico a necessidade da retirada antes da cirurgia. Órteses que contenham metais na sua composição podem ocasionar risco de queimadura durante a cirurgia devido ao uso do bisturi elétrico.

No dia da cirurgia:

Levar no dia do internamento: exames, material para higiene pessoal, pijama 100% algodão.

Tome banho completo na noite anterior e novamente no dia da cirurgia, o mais próximo possível do horário da operação. Use toalha e roupas limpas.

Escovar os dentes, sem engolir água, na manhã da cirurgia.

Não utilizar cremes, maquiagem e lentes de contato (se necessário, traga seu óculos).

Evitar o uso de esmalte na unha.

Não utilizar adornos (relógio, anéis, pulseiras, brincos, etc).

Se você utiliza prótese dentária, informe a equipe de enfermagem

Geralmente a alta acontece no mesmo dia do procedimento. Durante o pós-operatório, os pacientes são orientados a manter repouso vocal sendo que nas tireoplastias e na condroplastia o repouso é relativo, ou seja, a voz pode ser utilizada, mas de maneira leve, baixa e sem forçar a região, enquanto na glotoplastia o ideal é o repouso vocal absoluto por uma semana seguido de repouso relativo por mais duas semanas.

Além disso, não é recomendado a realização de movimentos

rápidos e amplos com o pescoço durante a primeira semana pós operatória. Alinhado a esses cuidados, é muito importante realizar fonoterapia a partir da segunda semana para auxiliar na recuperação e adaptar a voz às novas condições laríngeas.

Nas cirurgias com acesso pelo pescoço (tireoplastias e condroplastia) os pontos de pele geralmente são retirados em 1 semana. Na glotoplastia, em que o acesso é feito pela boca, não tem pontos para retirar.

Em todas as cirurgias medicações para dor e inflamação são prescritas. Antibióticos são usados em algumas situações.

Os retornos são marcados caso a caso. Geralmente um novo exame das pregas vocais (laringoscopia) é realizado ao final do primeiro mês.

A recuperação costuma ser muito tranquila em termos de dor e pouca limitação alimentar ou funcional.

Sempre que tiver qualquer dúvida procure seu médico.
Boa cirurgia!

ATUAÇÃO FONOAUDIOLÓGICA NA TRANSIÇÃO VOCAL

Congeta Bruniere Xavier

A voz pode ser considerada um dos principais marcadores da identidade pessoal. Ela é resultado tanto de fatores biológicos, que são próprios do indivíduo, como também é constituída por modelos vocais incorporados por ele ao longo da vida, através dos relacionamentos interpessoais e da interação em determinado meio cultural.

Além disso, a voz também pode refletir características básicas da personalidade do falante; e o estado emocional e o contexto comunicativo vivenciados por ele podem influenciar diretamente na sua produção e características sonoras.

Nesse sentido, os traços sonoros identificáveis na voz de uma pessoa e, consequentemente, na sua comunicação, podem revelar muito mais do que parâmetros vocais de frequência e irregularidade, mas podem evidenciar sua história de vida e sua essência – sua individualidade.

O trabalho desenvolvido pela fonoaudiologia com pessoas trans está relacionado à adaptação de padrões vocais e comunicativos que estejam em congruência com a sua identidade pessoal. Trata-se de um trabalho que envolve desde a aquisição de novos ajustes musculares do trato vocal, até o desenvolvimento do feedback auditivo na busca dos modelos almejados e na manutenção de novos comportamentos vocais.

A fonoaudiologia prioriza o desenvolvimento de padrões vocais legítimos, sempre respeitando as individualidades de cada sujeito, e acolhendo suas demandas com relação à sua autoimagem vocal. Logo, é fundamental conhecer a demanda de cada paciente e esclarecer quais são os aspectos deste contexto que podem ser trabalhados em fonoterapia.

Da mesma forma, é importante deixar claro quais modificações vocais são passíveis de serem alcançadas pelo tratamento fonoaudiológico, tendo em vista as particularidades e os limites anatomofisiológicos de cada um. Inclusive, atuando de forma eficiente e segura para se evitar comportamentos vocais que possam originar alguma disfonia.

Ressalta-se a importância do trabalho interprofissional da fonoaudiologia com a otorrinolaringologia, desde o processo de avaliação até as possibilidades de tratamento, de forma a propiciar o cuidado mais abrangente com o bem-estar vocal do paciente.

AVALIAÇÃO

A avaliação fonoaudiológica vocal abrange um rol de procedimentos nos quais têm por objetivo compreender as queixas vocais referidas pelo paciente e descrever seu comportamento vocal, de forma a possibilitar a realização do raciocínio clínico diagnóstico e terapêutico.

A avaliação fonoaudiológica na população transgênero compreende os mesmos procedimentos adotados à população cisgênero, os quais consistem na anamnese vocal, autoavaliação, avaliação do comportamento vocal e avaliação acústica da voz.

ANAMENESE VOCAL

Na anamnese vocal busca-se compreender os motivos pelos quais se deu a procura pelo atendimento fonoaudiológico. É a etapa em que as queixas e os sintomas vocais referidos pelo sujeito são explorados e analisados, para se buscar compreender sua origem e desenvolvimento.

O paciente transgênero deve ser questionado de forma mais detalhada a respeito do seu processo de transição, mais precisamente sobre os procedimentos realizados que possam influenciar na sua produção vocal. Neste contexto, podem ser citados como exemplo as cirurgias laríngeas para modificação do *pitch* vocal, a hormonioterapia, no caso de homens trans, como também os tratamentos fonoterápicos realizados anteriormente.

É fundamental compreender quais são os desconfortos gerados pelo seu padrão vocal e comunicativo atuais, e quais são suas necessidades e preferências com relação a tais aspectos. Uma forma de se compreender essa demanda é conhecer seu contexto habitual de uso de voz: ambientes e situações do seu dia a dia, cuja interação social seja por meio da fala.

Caso ele seja profissional da voz, busca-se entender como se dá o uso da voz em ambiente de trabalho (necessidade de projeção, utilização de microfone, fala em ambiente ruidoso, etc.) e sua demanda vocal semanal. Além disso, devem ser investigados hábitos vocais e aspectos da saúde geral que possam estabelecer alguma relação com a fonação.

AUTOAVALIAÇÃO VOCAL

A autoavaliação vocal consiste na avaliação que o sujeito faz sobre seu problema vocal, levando em consideração suas percepções quanto aos sintomas gerados pelo uso da voz, os aspectos funcionais da sua produção vocal e as questões emocionais relacionadas a ela.

A literatura disponibiliza diversos protocolos de autoavaliação vocal desenvolvidos e/ou validados para o português brasileiro, os quais devem ser selecionados de acordo com o objetivo da investigação do fonoaudiólogo.

Um instrumento bastante robusto para investigar a percepção do paciente quanto aos seus sintomas vocais é o ESV - Escala de Sintomas Vocais. Ele é composto por 30 questões e apresenta grande sensibilidade para a identificação de queixas vocais, sendo bastante viável para uso clínico.

Outro protocolo bastante utilizado na clínica vocal é o QVV - Protocolo de Qualidade de Vida em Voz, o qual analisa o impacto do problema vocal no dia a dia do indivíduo. Sua utilização contribui para o maior entendimento acerca da alteração de voz e permite gerenciar a evolução do tratamento.

Um protocolo específico para população trans é o TVQ:[MtF] (*Transgender Voice Questionnaire for male to female Transsexuals*), traduzido para o português como Questionário de Autoavaliação Vocal para Transexuais de Homem para Mulher. Trata-se de um instrumento que investiga a percepção de mulheres trans com relação à sua voz.

AVALIAÇÃO DO COMPORTAMENTO VOCAL

A avaliação do comportamento vocal é compreendida pela análise da produção vocal do indivíduo. É nessa avaliação que o fonoaudiólogo descreve perceptivo-auditivamente as características de fonte glótica e de ressonância da qualidade vocal analisada, considerando os parâmetros desviados e a intensidade desse desvio.

Nessa etapa avaliativa podem ser analisados também os demais aspectos relacionados à fonação, tais como: coordenação pneumofonoarticulatória, ataque vocal, postura corporal e dos órgãos fonoarticulatórios e psicodinâmica vocal.

É comum observar um padrão fonatório hiperfuncional nas mulheres trans, gerado pela tentativa da produção e manutenção do *pitch* mais agudo. Além disso, podem ser observadas também produção vocal em registro falsete, ressonância hipernasal e ressonância com foco faríngeo.

Em menor frequência, pode ser observada em homens trans a produção vocal com a laringe tensa, em posição mais elevada no pescoço, o que acaba produzindo *pitch* mais agudo do que o desejado, mesmo em processo de hormonioterapia.

AVALIAÇÃO ACÚSTICA DA VOZ

A avaliação acústica consiste na análise da produção vocal e fala por meio de técnicas computacionais – *softwares* e aplicativos. Ela possibilita a caracterização das propriedades vocais e fonoarticulatórias via representação gráfica e mensuração do sinal sonoro, o que contribui para a maior identificação do comportamento vocal do indivíduo.

Tradicionalmente, a análise acústica pode ser realizada via extração de parâmetros vocais e pela descrição do traçado espectrográfico da emissão vocal. Os principais parâmetros utilizados na clínica vocal compreendem: frequência fundamental (F_0), com suas medidas de perturbação (*Jitter*, *Shimmer*); e medidas que verificam o componente de ruído à emissão, como o GNE (Glottal-to-Noise-Excitation) e o PHR (Proporção Harmônico-Ruído).

Outro parâmetro acústico que pode contribuir na avaliação do comportamento vocal, e que os estudos apontam relação com a diferenciação entre gêneros, é a Frequência de Formantes. Formantes estão relacionados com a dimensão do trato vocal, e são modificados de acordo com o posicionamento e/ou configuração das seguintes estruturas: lábios, mandíbula, língua, palato mole, faringe e laringe.

No que se refere à descrição do traçado espectrográfico da emissão vocal, tal avaliação é realizada via espectrografia acústica. Por meio dela é possível observar as características de fonte glótica e do sistema de ressonância da emissão vocal. Além disso, esse instrumento acústico permite a análise da fala do sujeito, no que se refere aos aspectos temporais da emissão, às características de co-articulação e também às modificações melódicas típicas da fala (variações de *pitch*).

TRATAMENTO

O planejamento da intervenção fonoaudiológica deve considerar, acima de tudo, as preferências do paciente. Isso porque a voz e a comunicação, com todos os seus atributos, são expressões pessoais, resultado da individualidade de cada um. Assim sendo, o fonoaudiólogo deve possibilitar um espaço de escuta e acolhimento, mas também de orientações quanto às possibilidades do tratamento e alternativas eficientes e saudáveis.

Habitualmente, a procura pelo tratamento fonoaudiológico tem sido em busca do processo de feminização ou masculinização da voz. Em ambos os processos, o trabalho desenvolvido pela fonoaudiologia pode contemplar a adaptação dos seguintes atributos vocais e comunicativos: frequência fundamental (F_0), entonação, ressonância, intensidade vocal, qualidade vocal, articulação, ritmo de fala, linguagem e comunicação não-verbal.

No primeiro momento, quando houver necessidade, pode ser desenvolvido um trabalho de reorganização da fonação, para os casos em que sejam identificados a produção vocal hiperfuncional, por exemplo. Para aqueles com diagnóstico otorrinolaringológico de alteração vocal, com prescrição de reabilitação, inicia-se o processo de terapia fonoaudiológica para o restabelecimento da função fonatória.

O ajuste da F_0 é realizado com cautela, uma vez que os limites fisiológicos da laringe devem ser considerados. Para isso, o processo pode ser iniciado utilizando-se exercícios de trato vocal semiocluídos com pequenas modificações da frequência habitual, até que se consiga, de forma segura, a produção vocal de sons mais agudos ou graves, de acordo com o planejado.

A variabilidade da F_0 durante a fala (frequência de fala) também pode ser adaptada, uma vez que tal parâmetro acústico passa por variações durante a produção de fala, em função do contexto do discurso. Trabalha-se com a adaptação dos limites dessa variabilidade (F_0 mínima e F_0 máxima), no sentido de torná-los mais graves ou agudos, como também na adaptação da entonação, buscando-se entonações mais ascendentes ou descendentes.

A literatura tem demonstrado que apenas a modificação da F_0 não é suficiente para o ganho significativo de feminilidade ou masculinidade no padrão vocal. Um importante trabalho a ser associado à modificação da frequência da voz é o de ressonância vocal, uma vez que parece existir relação entre formantes e percepção de gênero.

Homens cisgênero possuem valores de formantes menores quando comparados a mulheres cis, e isso pode ser explicado, em parte, pela diferença da dimensão entre seus tratos vocais. O trato vocal masculino, compreendido pelo comprimento da cavidade oral e faríngea, é proporcionalmente maior que o feminino. Isto significa que tratos vocais de maior dimensão promovem valores menores de frequências de formantes.

Nesse sentido, pode ser realizado um trabalho de modificação da postura dos articuladores, buscando-se o aumento ou a diminuição da dimensão do trato vocal. Além disso, pode ser utilizada a Técnica da Voz Ressonante para o ajuste da ressonância mais oral, nos casos de feminização; e quando a intenção é de se buscar uma emissão vocal mais masculina, pode-se trabalhar a ressonância vocal com foco mais baixo.

Outros parâmetros vocais que também podem ser trabalhados são a intensidade da voz e a soprosidade da emissão. A literatura refere que utilizar menor intensidade de voz e suavizar a emissão, tornando-a mais soprosa, podem contribuir para a percepção de voz mais feminina.

Os demais parâmetros relacionados à produção da fala, como articulação, ritmo de fala e expressividade podem ser trabalhados por meio do Método de Fala. Além disso, pode-se utilizar como estratégia no trabalho com mulheres trans, o aumento discreto da duração de algumas vogais durante a fala.

Quanto à comunicação não-verbal, quando existir demanda de feminização e masculinização, o trabalho pode ser realizado por meio da identificação e reflexão a respeito dos gestos e comportamentos corporais típicos de cada gênero. Exemplos de estratégias não-verbais seriam: sorrir mais, manutenção do contato visual e aumento do gestual durante a fala.

REABILITAÇÃO VOCAL PÓS CIRURGIA DE MODIFICAÇÃO DE PITCH

A reabilitação vocal pós-cirúrgica tem como principal objetivo a readequação da produção vocal do paciente aos novos padrões anatômicos e fisiológicos da laringe, e, dessa forma, promover uma fonação eficiente e saudável.

A literatura refere que a terapia vocal pós-operatória pode promover, além da estabilização da qualidade vocal, novos aumentos da frequência fundamental e maior feminilidade da voz, nos casos de cirurgia para aumento do *pitch* em mulheres trans.

A partir da liberação do cirurgião quanto ao início do processo de reabilitação, o paciente passa por avaliação fonoaudiológica para se compreender os novos sinais e sintomas vocais presentes nesse período. Observa-se, geralmente, a qualidade vocal soprosa, rouca e instável, sendo *loudness* fraca e fadiga vocal os principais sintomas relatados pelos pacientes no pós-operatório.

A qualidade vocal no pós-operatório dependerá, entre outros aspectos, da simetria e da regularidade de vibração entre as pregas vocais estabelecidas pelo procedimento cirúrgico. Além disso, questões próprias ao paciente, como presença de disfonia prévia à cirurgia, por exemplo, pode ser um fator a impactar nas características vocais.

Outro aspecto a ser observado é a incompatibilidade entre a nova frequência fundamental e o padrão ressonantal da frequência dos formantes. Com a cirurgia, a frequência fundamental passa por modificação abrupta, entretanto, as características ressonantais oriundas da dimensão do trato vocal supraglótico mantêm seus atributos habituais, não correspondendo ao novo padrão fonatório (fonte glótica).

A terapia de voz pós-cirúrgica pode ser realizada por meio de técnicas vocais que atuem diretamente na fonte glótica e favoreçam a produção vocal mais equilibrada, como é o caso dos exercícios do método dos Sons Facilitadores. Para a adequação ressonantal, pode ser empregada Técnica da Voz Ressonante, além do ajuste dos articuladores, como modificação da posição dos lábios e língua.

IMAGENS

Laringe

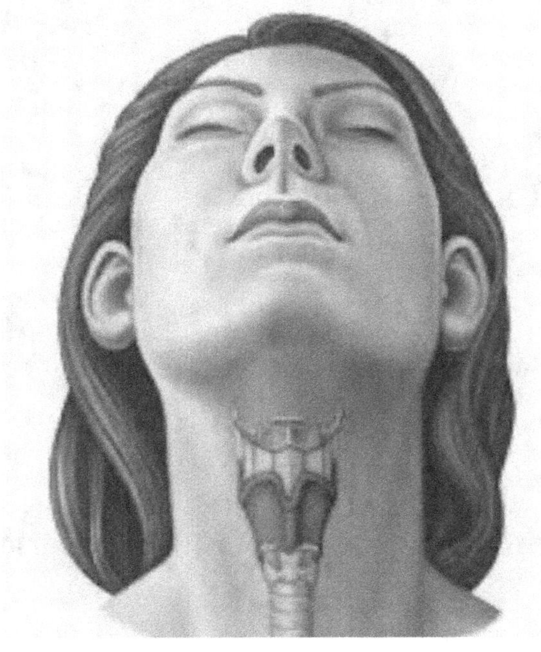

Cartilagens da Laringe

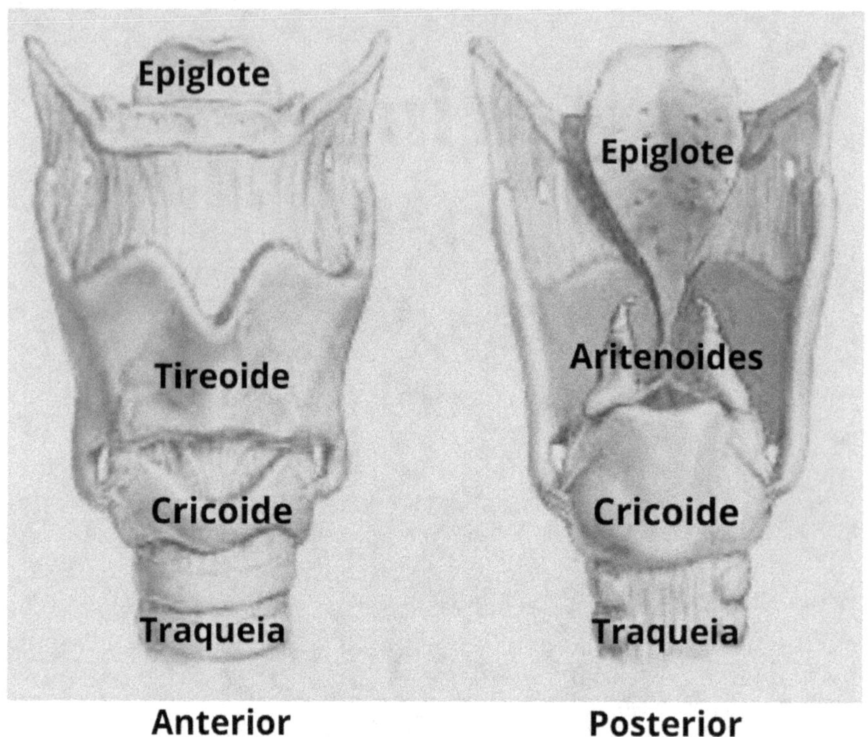

Cartilagem Tireoidea

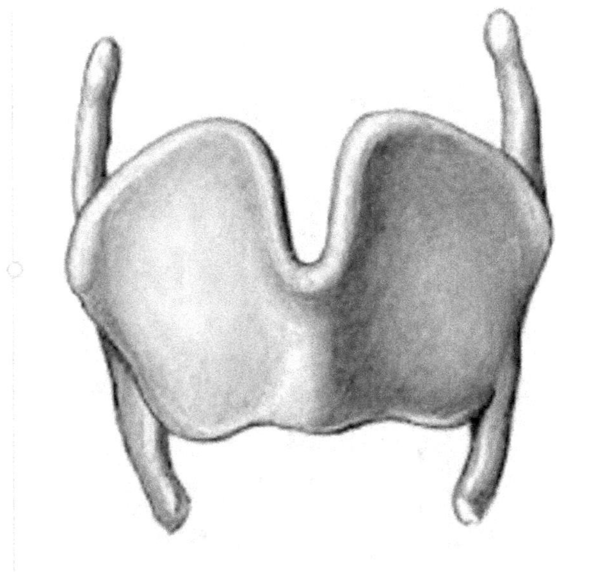

Pregas Vocais

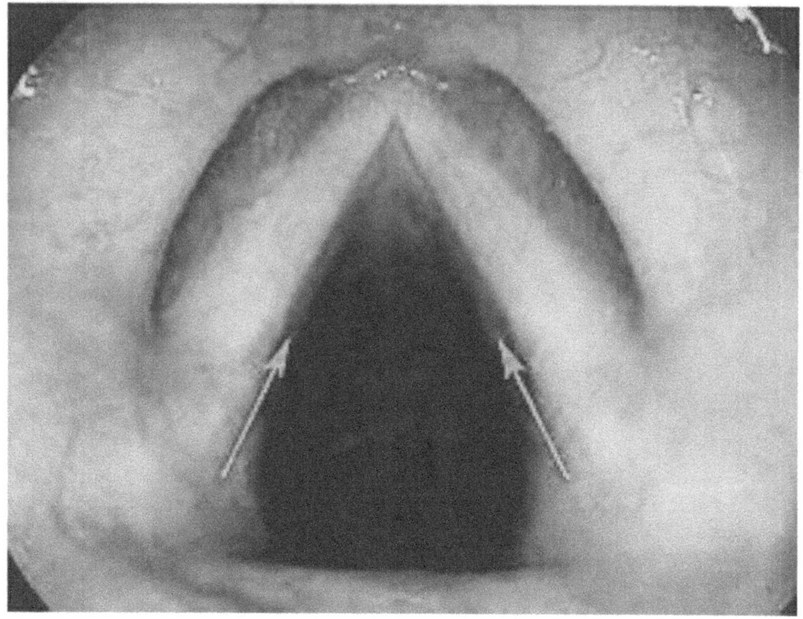

Pregas Vocais

Diferença de Tamanho

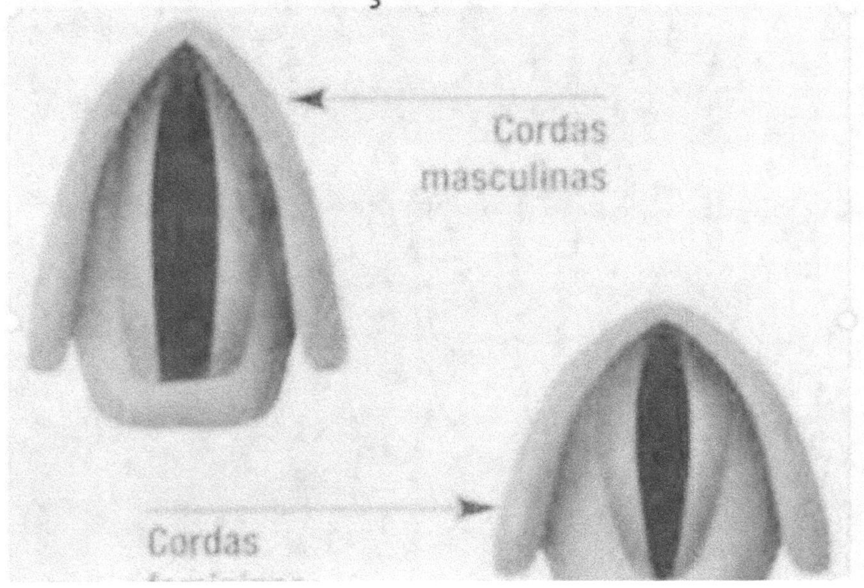

Diferença de tamanho da laringe
Feminina x Masculina

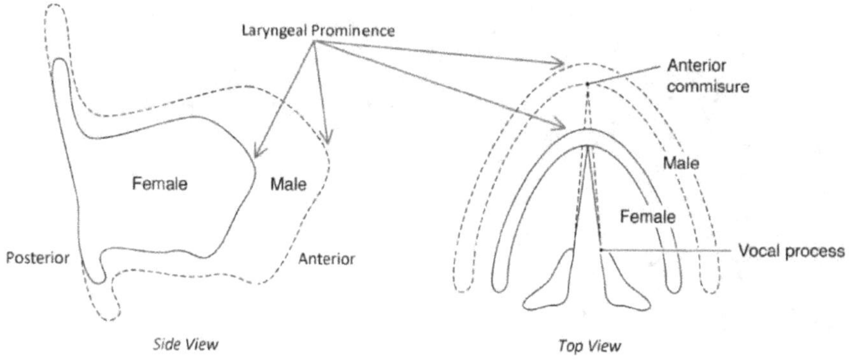

Hunter et al, 2012

Pregas Vocais

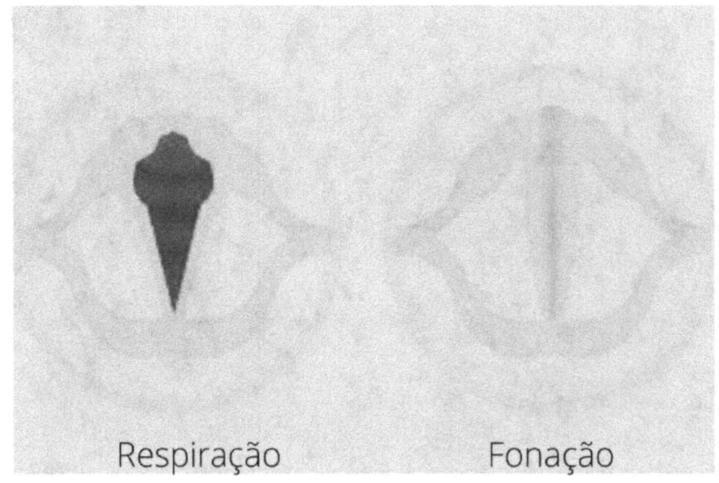

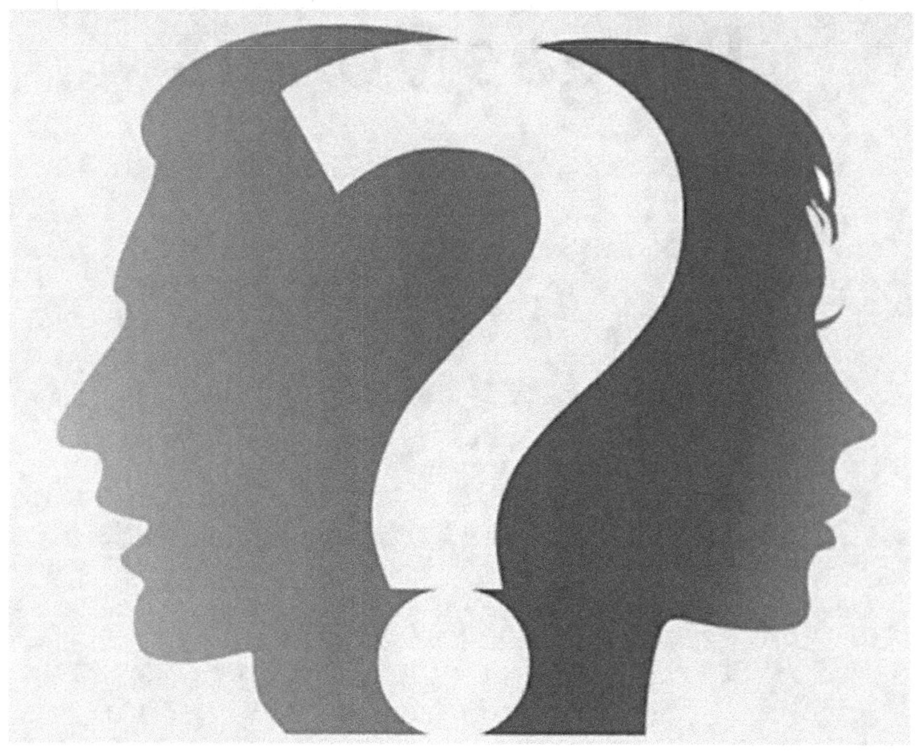

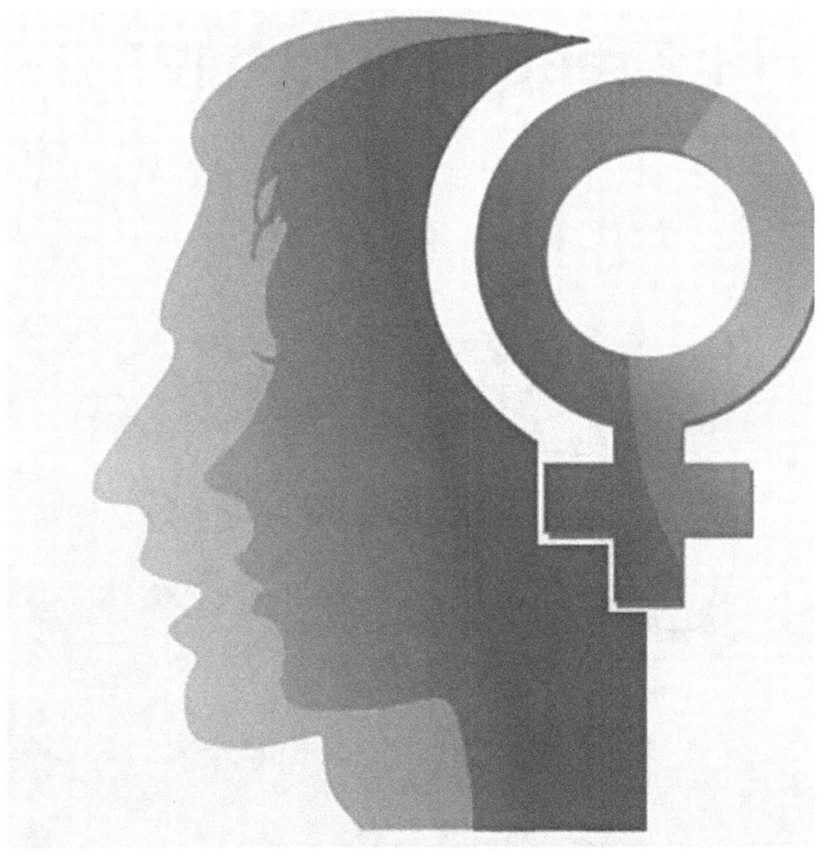

Tireoplastia Tipo IV

76

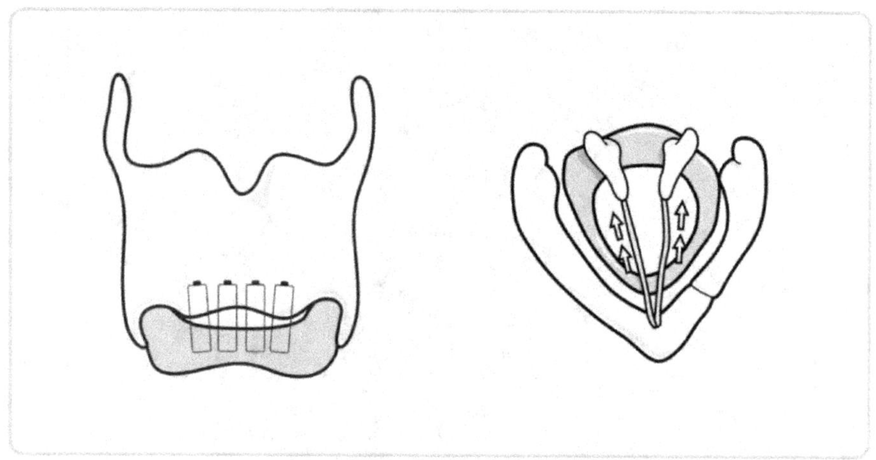

Visão esquemática

Tireoplastia Tipo IV
Acesso

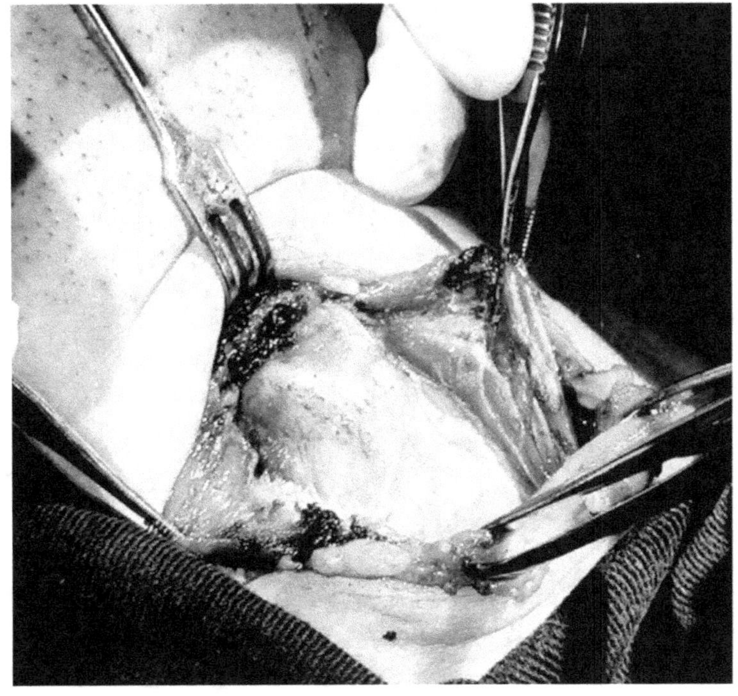

Tireoplastia Tipo IV
Suturas
Aproximação cricotireoidea

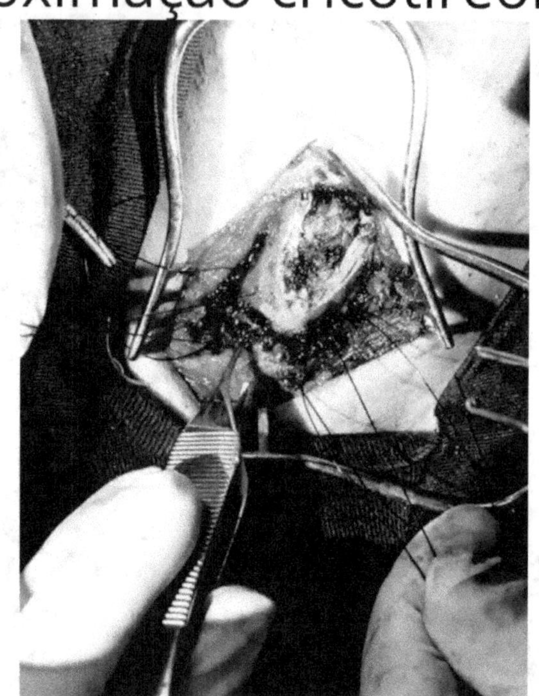

Tireoplastia Tipo IV

Técnica de Kunachak

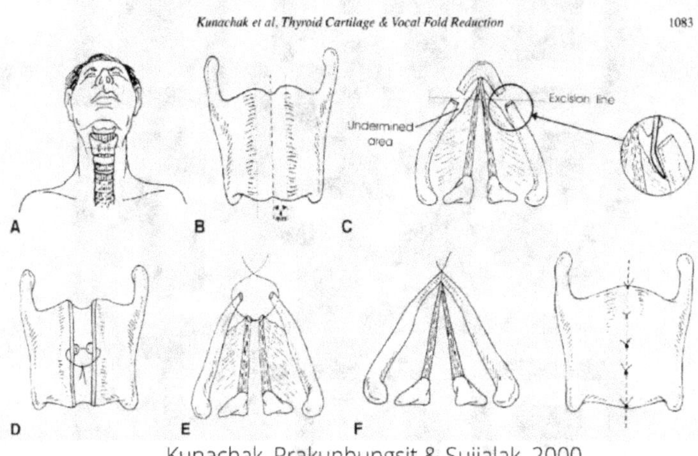

Kunachak, Prakunhungsit & Sujjalak, 2000

Técnica de Orloff

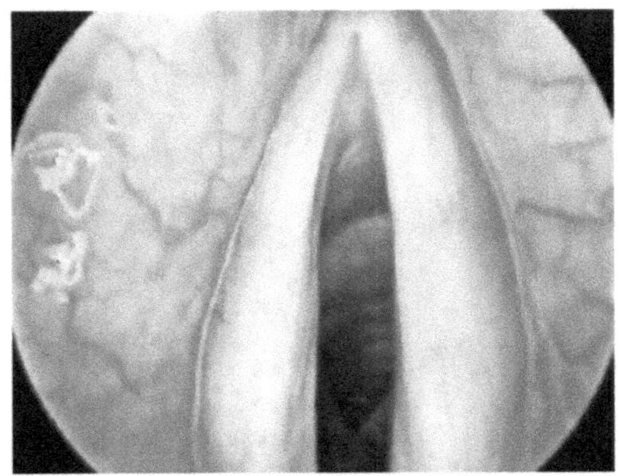

Antes do
procedimento

Técnica de Orloff

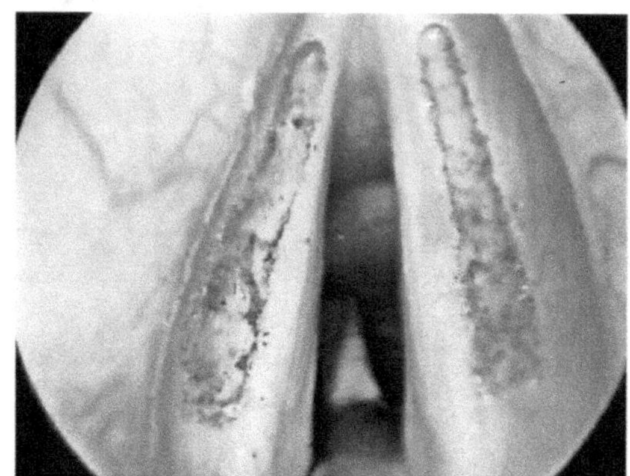

Depois do
procedimento

Glotoplastia

Visão esquemática

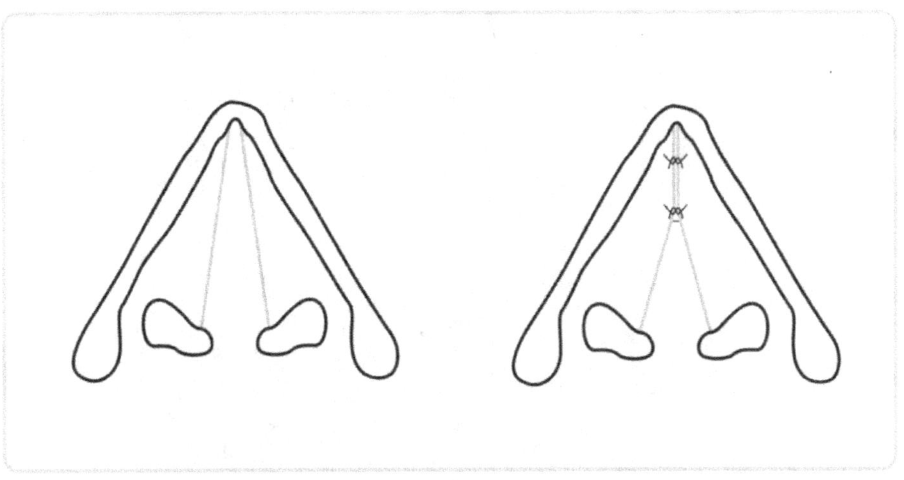

Glotoplastia com material de Microcirurgia de Laringe

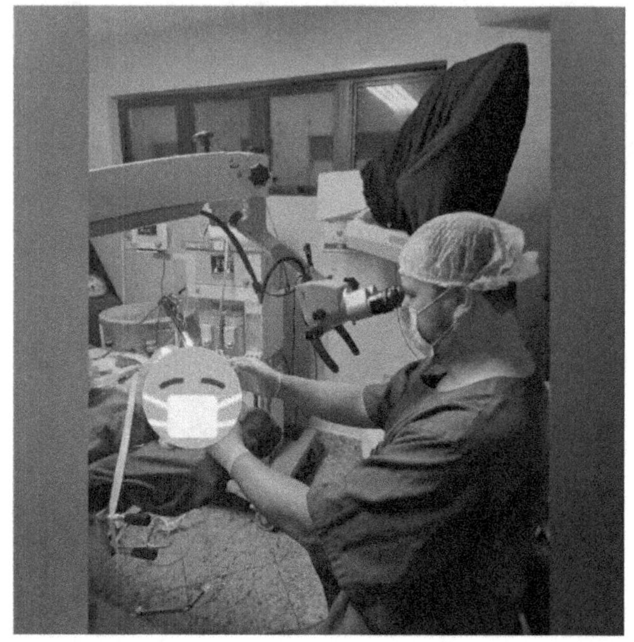

Posicionamento para Microcirugia de Laringe

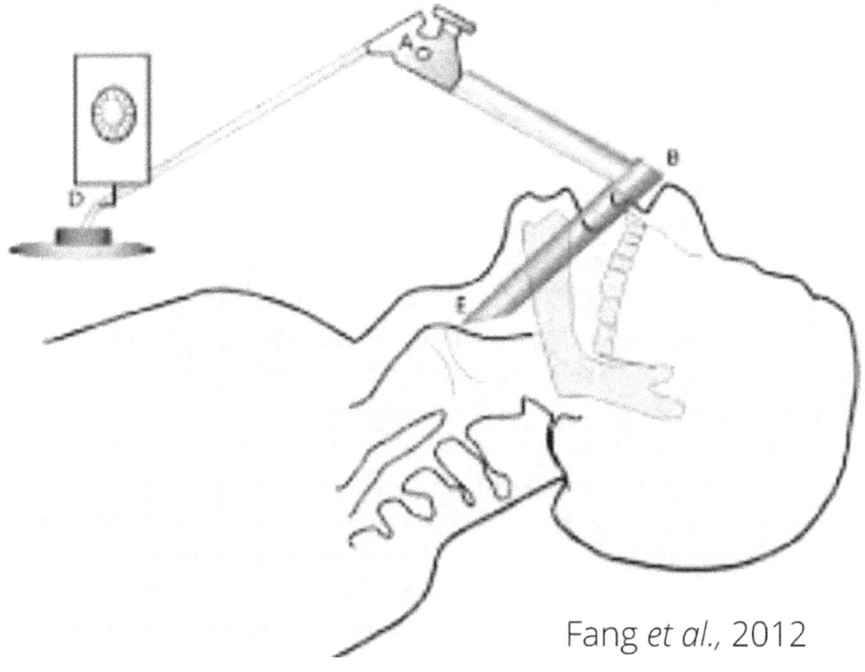

Fang *et al.*, 2012

Material para Microcirugia de Laringe

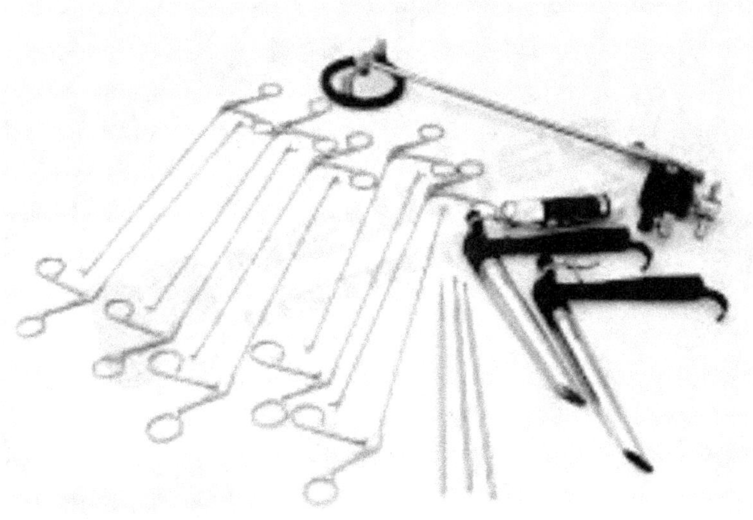

Glotoplastia

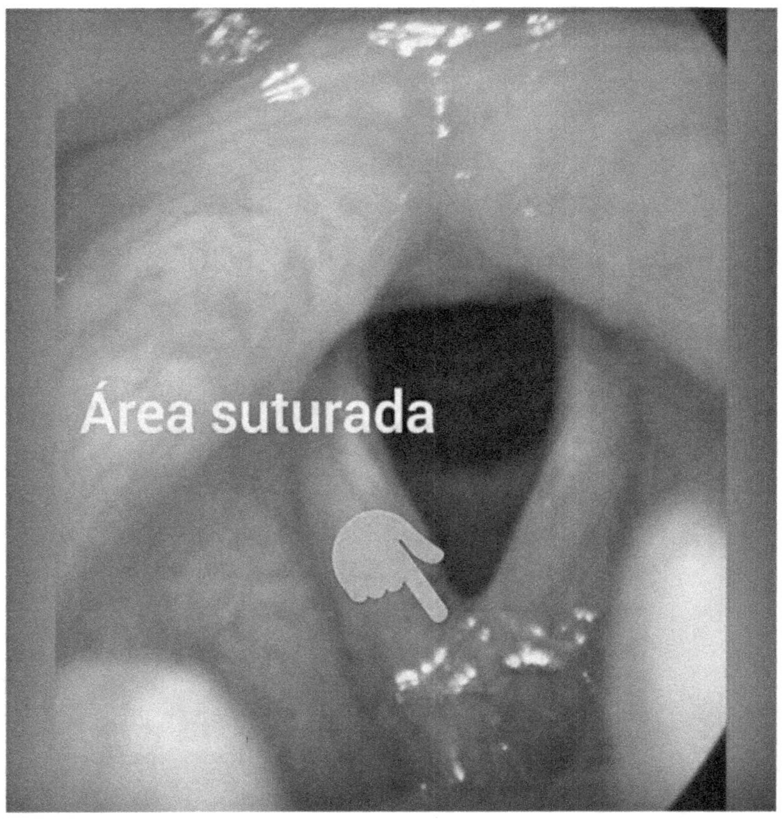

Glotoplastia

Técnica e resultado

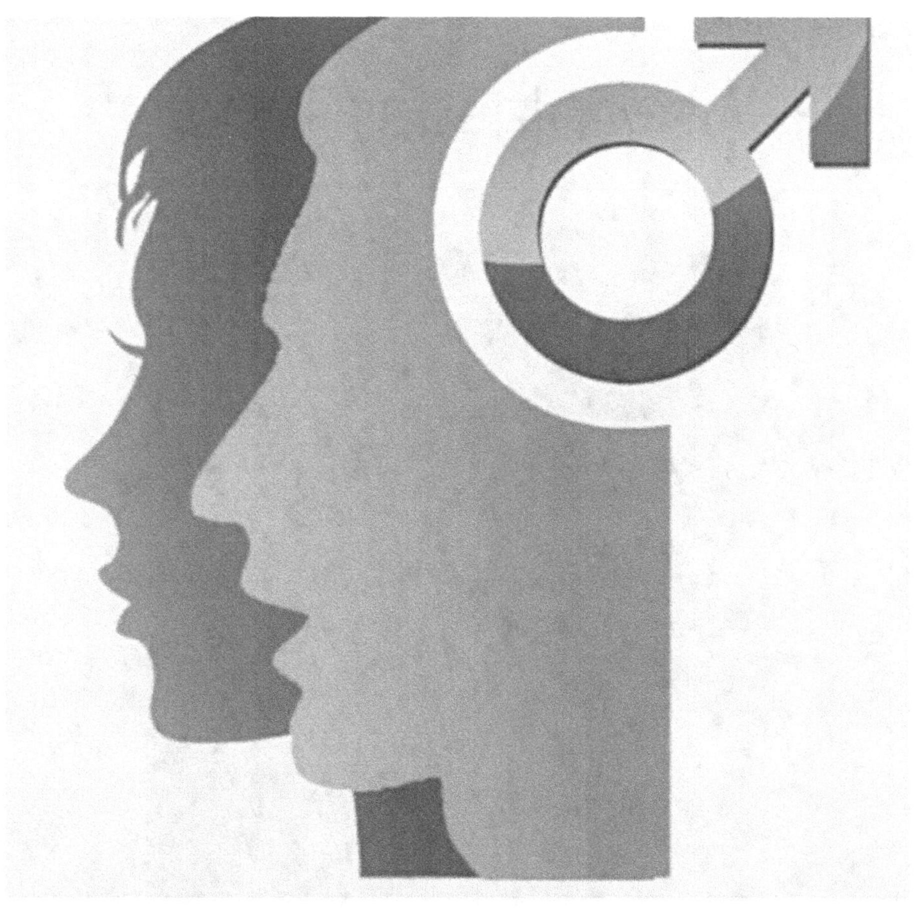

Tireoplastia Tipo III

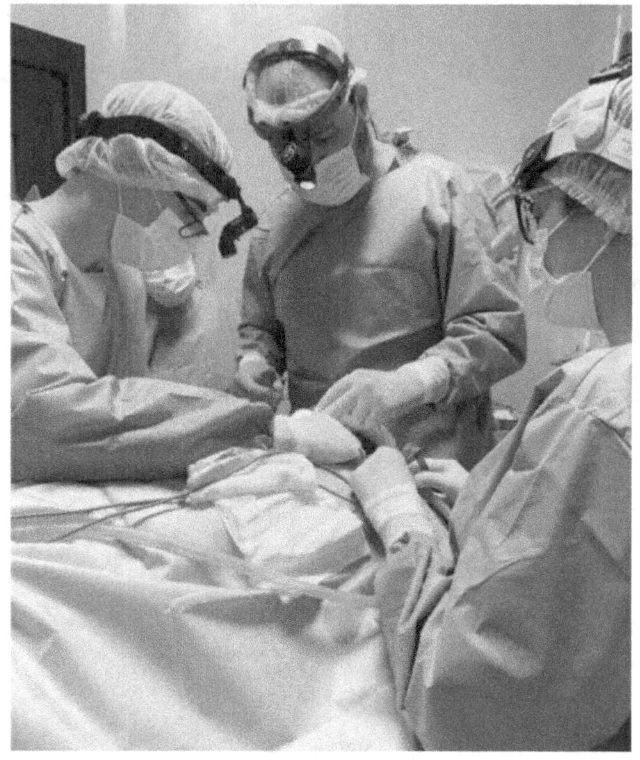

Tireoplastia de retrusão

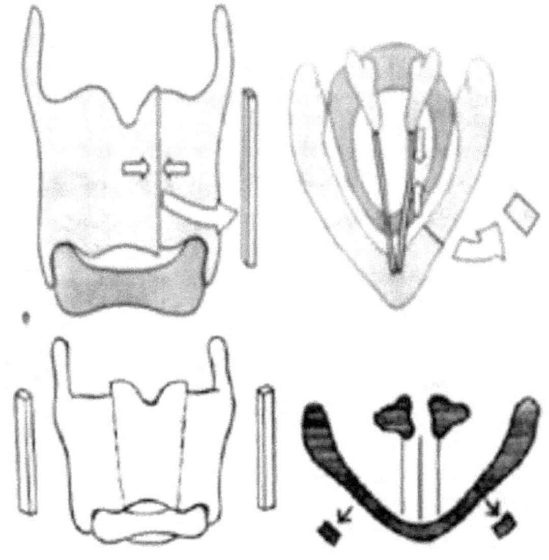

Tireoplastia de relaxamento por abordagem medial

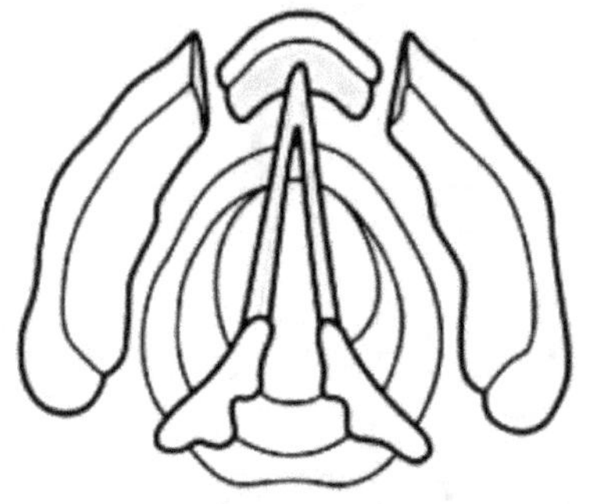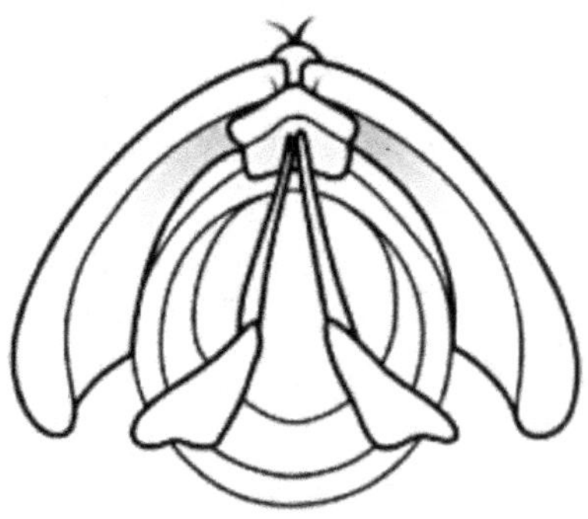

Tireoplastia de relaxamento por abordagem medial

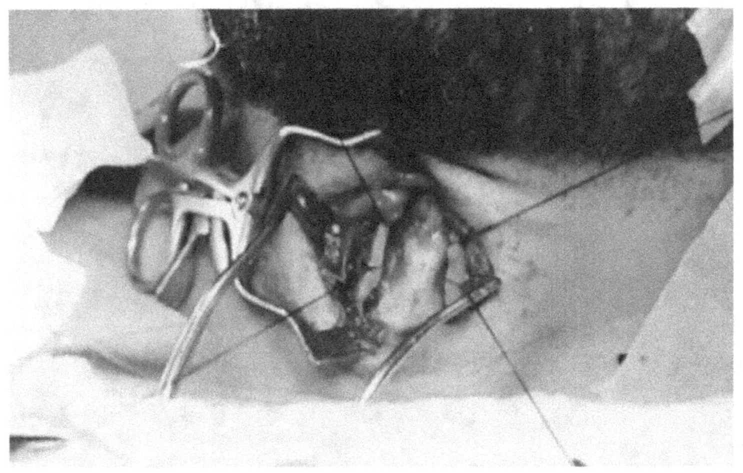

Tireoplastia de relaxamento por abordagem medial

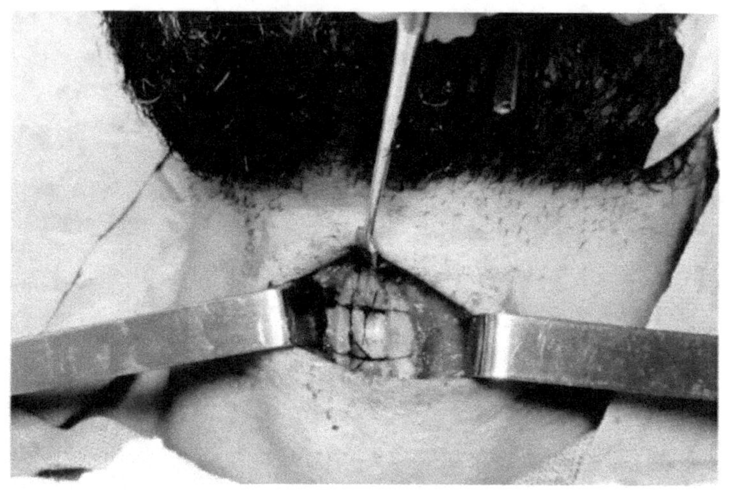

Tireoplastia Tipo III

Tireoplastia Tipo III

Técnicas e resultados

Condroplastia

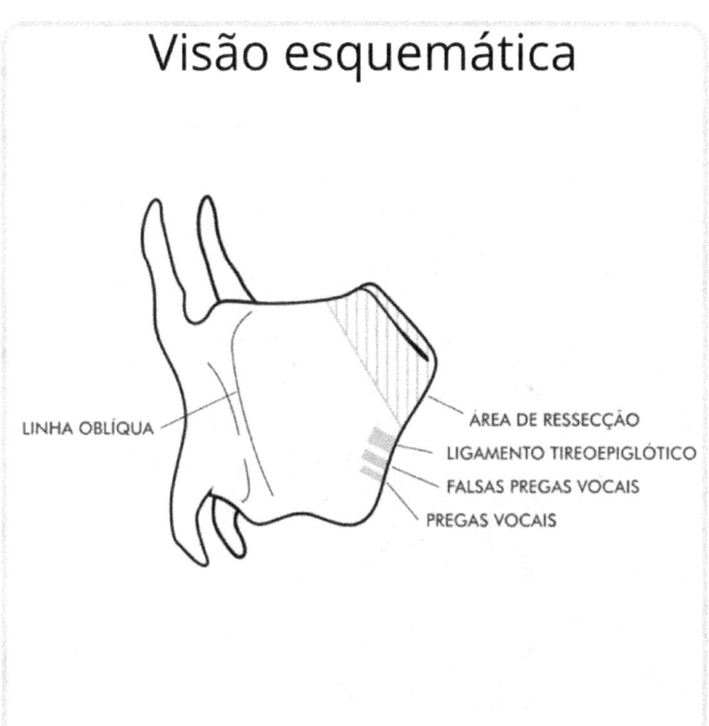

Condroplastia

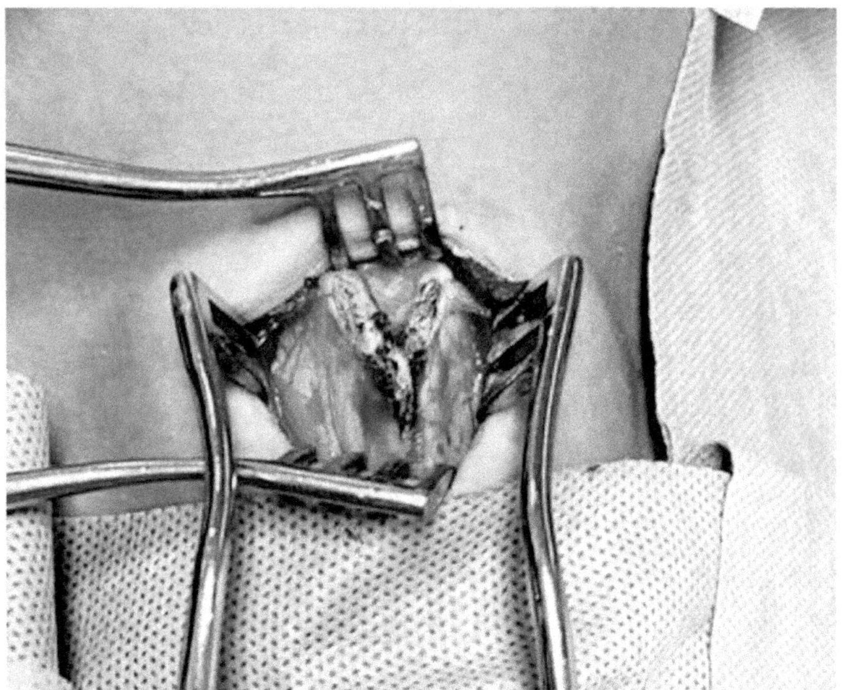

Condroplastia

Condroplastia de Aumento

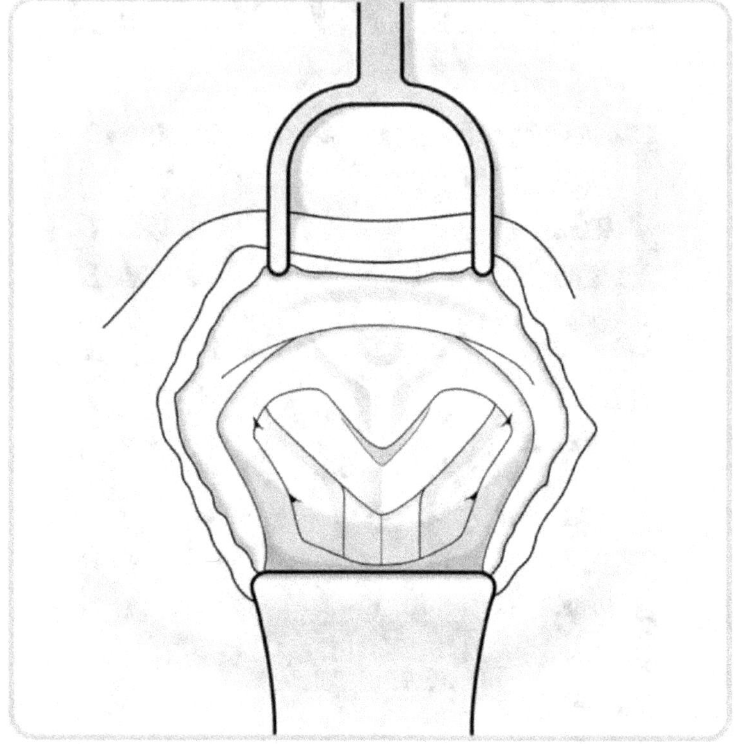

Condroplastia de Aumento
Enxerto de Costela

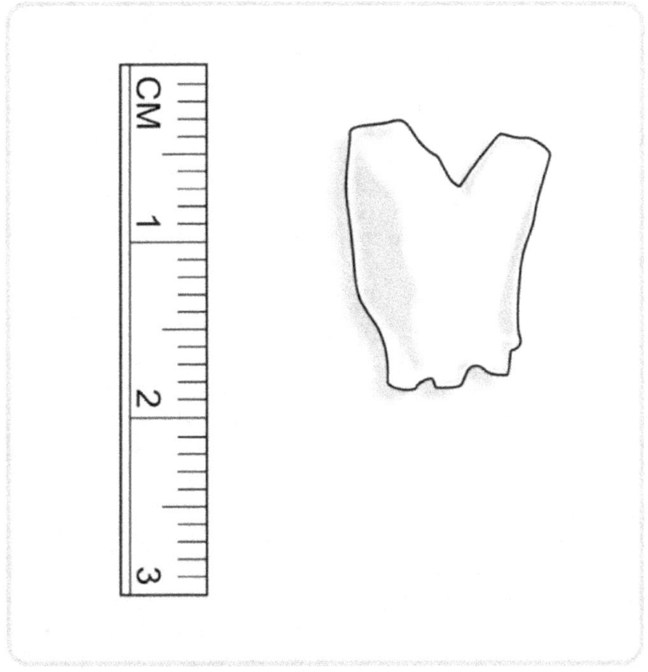

PARTE 2

PERGUNTAS E RESPOSTAS

Qual é o primeiro passo?

O mais importante e fundamental é ter um diagnóstico claro da transexualidade. A partir disso, consulte profissionais qualificados para receber informações corretas e precisas sobre os procedimentos e decidir qual é o mais adequado em cada caso. A pessoa deve expressar sua vontade de se submeter a uma cirurgia de gênero após receber aconselhamento profissional e detalhado.

A terapia hormonal é essencial antes da   cirurgia?

Não, não é essencial. Há pessoas que não desejam, outras não toleram ou em situações em que não é recomendado em função dos efeitos colaterais. Nem por isso a cirurgia é contra indicada.

O que é voz?

Sob o ponto de vista fisiológico, a voz humana pode ser definida como o som produzido pela passagem do ar pelas pregas vocais e modificado nas cavidades de ressonância e estruturas articulatórias

Como a voz é produzida?

A voz é produzida através da vibração das pregas vocais – dois músculos com várias camadas diferenciadas – vibração essa originada através da passagem de ar durante a expiração

Quando falamos ou cantamos, o nosso cérebro envia mensagens aos músculos que controlam as pregas vocais, fazendo com que estas se aproximem e criem um espaço estreito. Ao expirarmos, o ar passa por esta passagem estreita, originando a vibração das pregas vocais.

Este ar expirado prossegue caminho pela garganta para a boca e/ou nariz (onde o som é ampliado e modelado) produzindo os diferentes sons da fala.

O que é voz normal?

Não existe uma definição aceitável de voz normal, por falta de padrões ou limites definidos, e, portanto, o conceito mais correto é o de voz adaptada, ou seja, em que a pessoa demonstra estabilidade e resistência ao uso específico, laborativo e/ou social, que habitualmente faz da voz.

O que é voz falada?

Voz falada é a voz utilizada na comunicação oral e fornece ou transparece informações físicas e culturais do indivíduo.

O que é a laringe?

A laringe é um órgão do sistema respiratório, uma estrutura complexa, composta de cartilagem e músculos, localizada na região superior do pescoço. É composta por cartilagens, membranas, músculos e ligamentos que atuam em conjunto na deglutição e na fonação

Quais são as funções da laringe?

Respirar, falar e engolir. Também proteção das vias aéreas inferiores. (pulmões, brônquios)

O que são as pregas vocais?

As pregas vocais são encontradas na laringe, um tubo de formato irregular que garante a união da faringe com a traqueia. Na região da laringe, observam-se pregas na mucosa que provocam saliência no lúmen do órgão. No total, são dois pares de pregas: o superior, chamado de pregas vestibulares, e o inferior, chamado de pregas vocais verdadeiras.

As pregas vestibulares, ou falsas cordas vocais, são ricas em glândulas e não estão relacionadas, normalmente, com a emissão de sons. As pregas vocais ou cordas vocais verdadeiras, por sua vez, apresentam uma estrutura formada por um corpo e uma cobertura. O corpo é formado por músculo, e a cobertura é formada por epitélio e camada superficial da lâmina própria, uma camada frouxa e flexível que vibra no momento da fonação. Essas pregas vocais aparecem no final do segundo mês de gestação e são as responsáveis pela fonação.

Como as pregas vocais funcionam?

Ao respirar, nossas pregas vocais ficam abertas, afastadas umas das outras. Isso garante a entrada e a saída de ar. Para a produção do som, ocorre o contrário, e as pregas vocais ficam mais próximas. O ar, ao chegar na laringe, está em alta velocidade e os músculos desse órgão podem, então, contrair-se, o que faz a abertura das pregas vocais modificar-se. Essa modificação na abertura permite que o ar, ao passar, produza os sons. Assim, pode-se afirmar que as pregas atuam na produção de sons por meio da tensão muscular, juntamente com a pressão do ar.

Qual é a diferença de pregas vocais e cordas vocais?

Podem ser usados como sinônimos. Mas tecnicamente falando, o correto seria pregas vocais.

O que é disfonia?

Disfonia, popularmente chamada de rouquidão, vem a ser qualquer dificuldade na emissão vocal que impeça ou dificulte a produção natural da voz, causando prejuízo ao indivíduo.

Como feminizar a voz?

O objetivo do tratamento não é transformar a voz, mas adequá-la aos padrões físicos do paciente, deixando-a mais natural e condizente com a sua aparência.   Inclui utilização de hormônios, terapia vocal e em alguns casos cirurgia.

Como engrossar a voz? Como um homem trans pode engrossar a voz?

Apesar da terapia de reposição hormonal geralmente engrossar a voz de homens trans para níveis mais masculinos, cirurgias como essa podem ser o próximo passo para aqueles que desejam ter vozes mais graves. Treinamento vocal com um fonoaudiólogo especialista é fundamental. Existe também tratamento cirúrgico.

Qual o hormônio que engrossa a voz?

Testosterona.

Quanto tempo demora para engrossar a voz com hormônio?

Os resultados geralmente começam a aparecer entre 4 e 5 meses de tratamento.

Qual é a função de um fonoaudiólogo/terapeuta de fala?

O Terapeuta da Fala é o profissional responsável pela prevenção, avaliação, intervenção e estudo científico das perturbações da comunicação humana, englobando não só todas as funções associadas à compreensão e expressão da linguagem oral e escrita, mas também outras formas de comunicação não verbal. O Terapeuta da Fala intervém, ainda, ao nível da deglutição (passagem segura de alimentos e bebidas através da orofaringe de forma a garantir uma nutrição adequada). O Terapeuta da Fala avalia e intervém em indivíduos de todas as idades, desde recém-nascidos a idosos, tendo por objetivo geral otimizar as capacidades de comunicação e/ou deglutição do indivíduo, melhorando, assim, a sua qualidade de vida

Dicas para uma voz saudável:

Hidratação do organismo: beber de 7 a 8 copos de água por dia, em temperatura ambiente;

Em ambientes com ar condicionado, que resseca as mucosas, intensificar a hidratação;

Tossir ou pigarrear excessivamente provoca atrito nas pregas vocais, podendo feri-las;

Fale sem esforço e articule bem as palavras;

Mantenha uma boa postura corporal ao falar ou cantar;

Durma bem;

Tenha uma alimentação saudável, rica em frutas e proteínas;

Procure reduzir a quantidade de fala durante quadros gripais, crises alérgicas e período pré-menstrual;

Evite falar por longos períodos, principalmente em ambientes ruidosos;

Evite gritar e dar gargalhadas exageradas;

Evite ingerir leite e derivados, bebidas gasosas e chocolate, antes de utilizar a voz continuamente;

Evite ingerir álcool em excesso, bem como outras drogas;

Cuidado ao cantar inadequadamente ou abusivamente.

Eu preciso ir até o consultório para me consultar? É possível uma tele consulta?

Sim, é possível fazer uma avaliação por teleconsulta. Se tiver indicação de cirurgia, a avaliação presencial é necessária. Na consulta presencial todas as informações são revistas, é feito um exame das pregas vocais e gravação da voz.

Qual médico faz Tireoplastia?

Otorrinolaringologista.

Quais são os tipos de tireoplastia?

As tireoplastias foram sistematizadas por Ishiki, que descreveu 4 tipos:

- Tipo 1: destinado a medializar a prega vocal e é indicado

para pacientes com paralisia nessa região.
- Tipo 2: menos usado, tem o objetivo de lateralizar a prega vocal e sua principal indicação é para pacientes com disfonia espasmódica.
- Tipo 3 e Tipo 4: destinam-se a alterar a frequência fundamental da voz, ou seja, torná-la mais aguda ou mais grave. O tipo 3 é realizado em homens cis e trans que se sentem desconfortáveis com sua voz aguda e o tipo 4 é indicado para mulheres trans que desejam uma voz mais feminina.

As tireoplastias são normalmente realizadas com anestesia local e sedação.

Como é feita a tireoplastia?

A tireoplastia é feita através de uma pequena incisão no pescoço, onde são realizadas alterações nas cartilagens que compõem a laringe para se chegar no efeito desejado. Dessa forma, na maioria das vezes, essas cirurgias são feitas com anestesia local e o paciente acordado.

O que é Glotoplastia?

É uma das técnicas cirúrgicas mais eficazes para feminização da voz, cujo princípio da cirurgia é a diminuição da área vibratória das pregas vocais através de suturas. É realizada sob anestesia geral por laringoscopia direta (por dentro da boca), evita cicatriz externa no pescoço. A desepitelização ou decorticação é realizada nos 30 a 45% anteriores das pregas vocais em sua borda livre, face superior e face inferior preservando o ligamento vocal. Pode ser feita com pinças e microtesouras curvas, conforme descrito por Wendler ou por laser de CO2. Para promover a criação da sinéquia anterior, as pregas vocais são suturadas.

Nas mulheres trans qual é o papel atual da tireoplastia tipo IV? Ela é superior `a glotoplastia?

Estudos mais recentes tem mostrado que a Glotoplastia apresenta melhores resultados no longo prazo. Porém complicações podem existir, como: a presença de granulomas na área da sutura, deiscência da sutura, ou a mais grave que consiste na formação de uma sinéquia excessivamente grande, levando a disfonia permanente e voz diplofônica. Em relação a Tireoplastia tipo IV, principal vantagem deste procedimento é que ele mantém a integridade das pregas vocais e, portanto, o timbre vocal característico de cada pessoa. Sua principal desvantagem é que os resultados iniciais não persistem no longo prazo, com uma diminuição do tom (pitch) entre 6 e 18 meses após a cirurgia. Isto ocorre em função do relaxamento da tensão entre as duas cartilagens, por afrouxamento das suturas. Outra desvantagem é que, ao exigir uma abordagem cervical externa, permanece uma cicatriz visível na região cervical anterior. Além disso, devido à rotação anteroinferior da laringe que ocorre após a aproximação das duas cartilagens, a proeminência tireóide ou "pomo de Adão" torna-se mais evidente. Atualmente A Glotoplastia é a cirurgia mais realizada, estando indicada na maioria dos casos.

A cirurgia é realizada com qual anestesia?

Glotoplastia sempre com anestsia geral.

Tireoplastias geralmente com anestesia local e sedação.

A cirurgia demora quanto tempo?

Cerca de 90 minutos.

O plano de saúde cobre esse procedimento?

Geralmente estes procedimentos não tem cobertura dos planos de saúde.

Estas cirurgias podem ser feitas pelo SUS?

Atualmente existem apenas cinco centros de saúde credenciados pelo SUS que promovem cirurgias para afirmação de gênero no Brasil, localizados nas cidades de São Paulo, Rio de Janeiro, Porto Alegre, Goiânia e Recife.

Como eu sei qual tipo de cirurgia se adequa mais ao meu caso?

Uma avaliação com seu médico otorrinolaringologista é fundamental.

Preciso fazer alguma dieta depois da cirurgia?

Uma dieta mais leve é indicada no primeiro dia de cirurgia, depois disso a dieta é normal.

Quais são as principais complicações das   cirurgias?

Tireoplastia tipo IV.
As complicações dessa técnica são raras. Foram descritos: hemorragia cervical, infecção da ferida cirúrgica, pericondrite e aumento excessivo da F0 resultando em uma voz estridente ou

muito aguda com limitação do alcance vocal.

Glotoplastia

As complicações incluem a presença de granulomas na área da sutura, deiscência da sutura, ou a mais grave que consiste na formação de uma sinéquia excessivamente grande, levando a disfonia permanente e voz diplofônica.

Existe alguma contraindicação?

Se não existir doença clínica grave, a princípio não existe contraindicação.

É possível realizar a glotoplastia simultaneamente a condroplastia laríngea?

Sim, é possível a realização combinada destas cirurgias no mesmo ato.

Qual é a idade mínima para realização desse procedimento?

Dezoito anos.

Existe alguma alteração vocal a longo prazo?

Na Tireoplastia tipo IV mostram que os resultados iniciais não persistem no longo prazo, com uma diminuição do tom (pitch) entre 6 e 18 meses após a cirurgia. Isto ocorre em função do relaxamento da tensão entre as duas cartilagens, por afrouxamento das suturas.

Na Glotoplastia e na Tireoplastia tipo III (masculinização vocal) os resultados parecem ser definitivos.

Como funciona o pré operatório?

Converse com o médico que vai fazer a cirurgia e converse sobre o procedimento. Levante todas as suas dúvidas, anote-as para não esquecer nenhuma e leve-as para o especialista. A conversa deve ser esclarecedora, para que você receba todas as informações necessárias sobre o procedimento,mas saiba também quais são os riscos ou complicações que podem ocorrer.

O médico vai indicar todos os processos que você deve seguir para se preparar para cirurgia, antes e depois. Ouça com atenção todas as informações, anote-as se achar necessário e evite ficar com dúvidas.

Faça os exames solicitados. Agende a avaliação com anestesista.

Existe a possibilidade de reversão da cirurgia?

As Tireoplastias são passíveis de reversão, a glotoplastia é de difícil reversão.

Na consulta pré operatória é possível escolher o "tom" da voz?

Não é possível escolher o tom.
O resultado do procedimento depende de muitas variáveis.

Caso queira que minha voz fique mais fina ou mais grossa após a cirurgia, tem como refazer o procedimento? Se

sim, depois de quanto tempo?

A terapia fonoaudiológica geralmente faz o ajuste fino da "nova" voz, não sendo necessário novo procedimento na maioria absoluta dos casos. Em casos específicos é possível refazer o procedimento após 6 meses.

Atualmente existe alguma tecnologia que simula o resultado?

Ainda não existe nada que simule o resultado cirúurgico.

Existe risco de perda da voz?

Não existe risco de perder a voz. Pode ocorrer rouquidão persitente em alguns casos de glotoplastia.

A cirurgia deixa alguma cicatriz?

Todas as tireoplastias e a condroplastia deixam cicatriz. A glotoplastia não deixa.

Terei dificuldade em engolir ou respirar?

Nos primeiros dias isto pode acontecer. Mas de uma maneira leve e passageira.

Quanto tempo demora para poder voltar a falar normalmente?

Geralmente 2 meses.

Preciso parar de fumar para realizar a cirurgia?

Sim, o tabagismo atrapalha o processo cicatricial.

Quais técnicas existem, para afinar a voz de uma transexual, além da tireoplastia IV (não gosto desse procedimento, acho ultrapassado)?

A glotoplastia tem mostrado ótimos resultados.

Qual é a diferença do botox?

A aplicação de toxina botulínica no músculo cricotireoideo, que age na tensão da corda vocal, relaxa o músculo e deixa a voz mais grave. O efeito é mais sutil do que a cirurgia e dura apenas alguns meses. A técnica também pode ser usada para melhora da disfonia espasmódica.

O que é Condroplastia?

A condroplastia é um procedimento desenvolvido para reduzir a proeminência da cartilagem tireoidea (Pomo de Adão).

REFERÊNCIAS E LEITURAS RECOMENDADAS

1.   Abitbol, J., Abitbol, P. & Abitbol, B. Sex hormones and the female voice. *J. Voice* **13**, 424–46 (1999).

2.   Aires, M. M., de Vasconcelos, D., Lucena, J. A., Gomes, A. de O. C. & Moraes, B. T. de. Effect of Wendler glottoplasty on voice and quality of life of transgender women. *Braz. J. Otorhinolaryngol.* (2021) doi:10.1016/j.bjorl.2021.06.010.

3.   Aires, M. M., Vasconcelos, D. de & Moraes, B. T. de. Chondrolaryngoplasty in transgender women: Prospective analysis of voice and aesthetic satisfaction. *Int. J. Transgender Heal.* **0**, 1–9 (2020).

4.   Amir, O., Shemer, K., Roziner, I. & Primov-Fever, A. Physical and Visual Characteristics of the Neck Predicting Gender Perception. *Plast. Reconstr. Surg. - Glob. Open* **7**, e2573 (2019).

5.   Anderson, J. A. Pitch elevation in trangendered patients: anterior glottic web formation assisted by temporary injection augmentation. *J. Voice* **28**, 816–21 (2014).

6.   Aung, T. & Puts, D. Voice pitch: a window into the communication of social power. *Curr. Opin. Psychol.* **33**, 154–161 (2020).

7.   Azul, D., Nygren, U., Södersten, M. & Neuschaefer-Rube, C. Transmasculine People's Voice Function: A Review of the Currently Available Evidence. *J. Voice* **31**, 261.e9-261.e23 (2017).

8.   Barros, A. D. A Relação Entre a Voz E Expressão De Gênero: a Percepção De Pessoas Transexuais. (Universidade de Brasília, 2017).

9.   Barros, A. D., Cavadinha, E. T. & Mendonça, A. V. M. A percepção de homens trans sobre a relação entre voz e expressão de gênero em suas interações sociais. *Tempus Actas de Saúde Coletiva* **11**, 09 (2018).

10.   Benninger, M. S. The professional voice. *J. Laryngol. Otol.* **125**, 111–6 (2011).

11.   Bralley, R. C., Bull, G. L., Gore, C. H. & Edgerton, M. T. Evaluation of vocal pitch in male transsexuals. *J. Commun. Disord.* **11**, 443–449 (1978).

12.   Brasil. Ministério da Saúde. Portaria n° 457/SAS de 19/08/2008.

Regulamenta o Processo Transexualizador no SUS. (2008).

13. Brasil. Ministério da Saúde. Portaria SAS/MS no 457. (2008).

14. Brasil. Ministério da Saúde. Portaria GM/MS no 2.803. (2013).

15. Brasil. Presidência da República. Decreto no 8.727. (2016).

16. Brown, S. K. *et al.* Addition of Wendler Glottoplasty to Voice Therapy Improves Trans Female Voice Outcomes. *Laryngoscope* **131**, 1588–1593 (2021).

17. Bultynck, C. *et al.* Self-perception of voice in transgender persons during cross-sex hormone therapy. *Laryngoscope* **127**, 2796–2804 (2017).

18. Carew, L., Dacakis, G. & Oates, J. The effectiveness of oral resonance therapy on the perception of femininity of voice in male-to-female transsexuals. *J. Voice* **21**, 591–603 (2007).

19. Casado, J. C., ÓConnor, C., Angulo, M. S. & Adrián, J. A. Glotoplastia de Wendler y tratamiento logopédico en la feminización de la voz en transexuales: Resultados de la valoración pre- vs. poscirugía. *Acta Otorrinolaringol. Esp.* **67**, 83–92 (2016).

20. Casado, J. C., O'Connor, C., Angulo, M. S. & Adrián, J. A. Wendler glottoplasty and voice-therapy in male-to-female transsexuals: results in pre and post-surgery assessment. *Acta Otorrinolaringol. Esp.* **67**, 83–92.

21. Casado, J. C., Rodríguez-Parra, M. J. & Adrián, J. A. Voice feminization in male-to-female transgendered clients after Wendler's glottoplasty with vs. without voice therapy support. *Eur. Arch. Otorhinolaryngol.* **274**, 2049–2058 (2017).

22. Catani, G. S. do A., Carvalho, B., Xavier, C. B., Mangia, L. R. L. & Patrial, M. T. C. R. de O. *A Otorrinolaringologia no Processo Transexualizador*. (Thieme Revinter, 2021).

23. Catani, G. S. do A., Catani, M. E. C., Amadeu, N. & Larissa Molinari Madlum. Voice Masculinization: Surgeries to Lower the Vocal Pitch in Trans Men. *Clin. Surg.* **5**, 1–3 (2021).

24. Catani, G. S. do A. *et al.* The Voice in Transsexual Women. *Am. J. Otolaryngol. Head Neck Surg.* **4**, 1139 (2021).

25. Catani, G. S. do *et al.* Laryngeal framework surgery. *J. Otolaryngol. Res.* **12**, 151–154 (2020).

26. Catani;, G. S. do A., Catani, M. E. C., Saito, F. & Madlum, L. M. Laryngeal Chondroplasty an Update. *Clin. Surg.* **5**, 1–4 (2021).

27.   Chang, J. *et al.* Effect of Wendler Glottoplasty on Acoustic Measures of Voice. *Laryngoscope* **131**, 583–586 (2021).

28.   Chemas-Velez, M. M., Bastidas, D. & Jimenez Fandiño, L. H. Novel Use of Feminization Laryngoplasty. *J. Voice* (2021) doi:10.1016/j.jvoice.2020.12.048.

29.   Chung, J. *et al.* Transoral Chondrolaryngoplasty: Scarless Reduction of the Adam's Apple. *OTO Open* **4**, 2473974X2093829 (2020).

30.   Colebunders, B., Brondeel, S., D'Arpa, S., Hoebeke, P. & Monstrey, S. An Update on the Surgical Treatment for Transgender Patients. *Sex. Med. Rev.* **5**, 103–109 (2017).

31.   Conrad, K. & Yoskovitch, A. Endoscopically facilitated reduction laryngochondroplasty. *Arch. Facial Plast. Surg.* **5**, 345–348 (2003).

32.   Conselho Federal de Medicina. Resolução CFM no 1.652. (2002).

33.   Conselho Federal de Medicina. Resolução CFM no 1.955. (2010).

34.   Conselho Federal de Medicina. Resolução CFM no 1.482. (1997).

35.   Conselho Federal de Medicina. Resolução CFM no 2.265. (2019).

36.   Conselho Nacional de Saúde. Resolução do Conselho Nacional de Saúde nº 196. (1996).

37.   Creaven, F. & O'Malley-Keighran, M.-P. 'We definitely need more SLTs': The transgender community's perception of the role of speech and language therapy in relation to their voice, language, and communication needs. *Soc. Work Soc. Sci. Rev.* **19**, 17–41 (2018).

38.   Dacakis, G. Long-term maintenance of fundamental frequency increases in male-to-female transsexuals. *J. Voice* **14**, 549–556 (2000).

39.   Dacakis, G. The role of voice therapy in male-to-female transsexuals. *Curr. Opin. Otolaryngol. Head Neck Surg.* **10**, 173–177 (2002).

40.   Dacakis, G., Oates, J. & Douglas, J. Beyond voice: perceptions of gender in male-to-female transsexuals. *Curr. Opin. Otolaryngol. Head Neck Surg.* **20**, 165–70 (2012).

41.   Deschamps-Braly, J. C., Sacher, C. L., Fick, J. & Ousterhout, D. K. First Female-to-Male Facial Confirmation Surgery with Description of a New Procedure for Masculinization of the Thyroid Cartilage (Adam's Apple). *Plast. Reconstr. Surg.* **139**, 883e-887e (2017).

42.   Deutsch, M. B. Guidelines for the Primary and Gender-Affirming Care of Transgender and Gender Nonbinary People. *UCSF Transgender Care & Treatment Guidelines* https://transcare.ucsf.edu/

guidelines (2016).

43.   Dhaliwal, S. S., Doyle, P. C., Failla, S., Hawkins, S. & Fung, K. Role of voice rest following laser resection of vocal fold lesions: A randomized controlled trial. *Laryngoscope* **130**, 1750–1755 (2020).

44.   Dornelas, R., da Silva, K. & Pellicani, A. D. Proposal of the vocal attendance protocol and vocal redesignation program in the services of the transsexualizing process. *Codas* **33**, 1–5 (2021).

45.   Dornelas, R., Granzotti, R. B. G., Leite, A. F. D. S. & Silva, K. Voice reassignment in trans people. *CoDAS* **29**, e20160168 (2017).

46.   Fang, R., Chen, H. & Sun, J. Analysis of pressure applied during microlaryngoscopy. *Eur. Arch. Oto-Rhino-Laryngology* **269**, 1471–1476 (2012).

47.   Fitzpatrick, T. H., Siccardi, M. A., Paolo, S. & Savona, H. Anatomy , Head and Neck , Adam' s Apple Blood Supply and Lymphatics Continuing Education / Review Questions. 2–5 (2021).

48.   Gelfer, M. P. & Mikos, V. A. The relative contributions of speaking fundamental frequency and formant frequencies to gender identification based on isolated vowels. *J. Voice* **19**, 544–554 (2005).

49.   Gelfer, M. P. & Tice, R. M. Perceptual and acoustic outcomes of voice therapy for male-to-female transgender individuals immediately after therapy and 15 months later. *J. Voice* **27**, 335–47 (2013).

50.   Gelfer, M. P. & Van Dong, B. R. A preliminary study on the use of vocal function exercises to improve voice in male-to-female transgender clients. *J. Voice* **27**, 321–34 (2013).

51.   Geneid, A., Rihkanen, H. & Kinnari, T. J. Long-term outcome of endoscopic shortening and stiffening of the vocal folds to raise the pitch. *Eur. Arch. Otorhinolaryngol.* **272**, 3751–6 (2015).

52.   Giraldo, F., de Grado, J. & Montes, J. Aesthetic reductive thyroid chondroplasty. *Int. J. Oral Maxillofac. Surg.* **26**, 20–2 (1997).

53.   Gray, M. L. & Courey, M. S. Transgender Voice and Communication. *Otolaryngol. Clin. North Am.* **52**, 713–722 (2019).

54.   Haji, T., Mori, K., Omori, K. & Isshiki, N. Experimental studies on the viscoelasticity of the vocal fold. *Acta Otolaryngol.* **112**, 151–159 (1992).

55.   Hancock, A. B. An ICF Perspective on Voice-related Quality of Life of American Transgender Women. *J. Voice* **31**, 115.e1-115.e8 (2017).

56.   Hancock, A. B. & Garabedian, L. M. Transgender voice and communication treatment: a retrospective chart review of 25 cases. *Int. J. Lang. Commun. Disord.* **48**, 54–65 (2013).

57.   Hancock, A. B., Krissinger, J. & Owen, K. Voice perceptions and quality of life of transgender people. *J. Voice* **25**, 553–8 (2011).

58.   Hardy, T. L. D., Rieger, J. M., Wells, K. & Boliek, C. A. Acoustic Predictors of Gender Attribution, Masculinity–Femininity, and Vocal Naturalness Ratings Amongst Transgender and Cisgender Speakers. *J. Voice* **34**, 300.e11-300.e26 (2020).

59.   Hembree, W. C. *et al.* Endocrine treatment of gender-dysphoric/gender-incongruent persons: An endocrine society∗clinical practice guideline. *J. Clin. Endocrinol. Metab.* **102**, 3869–3903 (2017).

60.   Hunter, E. J., Tanner, K. & Smith, M. E. Gender differences affecting vocal health of women in vocally demanding careers. *Logop. Phoniatr. Vocology* **36**, 128–136 (2011).

61.   Irwig, M. S. Testosterone therapy for transgender men. *lancet. Diabetes Endocrinol.* **5**, 301–311 (2017).

62.   Jaleko Med. Anatomia da Laringe. *blog.jaleko.com.br* https://jaleko-files.s3-sa-east-1.amazonaws.com/apostila-web/anatomia-da-laringe.pdf.

63.   Kawitzky, D. & McAllister, T. The Effect of Formant Biofeedback on the Feminization of Voice in Transgender Women. *J. Voice* **34**, 53–67 (2020).

64.   Kelly, V., Hertegård, S., Eriksson, J., Nygren, U. & Södersten, M. Effects of Gender-confirming Pitch-raising Surgery in Transgender Women a Long-term Follow-up Study of Acoustic and Patient-reported Data. *J. Voice* **33**, 781–791 (2019).

65.   Khosla, S., Murugappan, S. & Gutmark, E. What can vortices tell us about vocal fold vibration and voice production. *Curr. Opin. Otolaryngol. Head Neck Surg.* **16**, 183–7 (2008).

66.   Kim, H. T. A New Conceptual Approach for Voice Feminization: 12 Years of Experience. *Laryngoscope* **127**, 1102–1108 (2017).

67.   King, W. M. & Gamarel, K. E. A Scoping Review Examining Social and Legal Gender Affirmation and Health Among Transgender Populations. *Transgender Heal.* **6**, 5–22 (2021).

68.   Koçak, I. *et al.* Laser reduction glottoplasty for managing androphonia after failed cricothyroid approximation surgery. *J. Voice* **24**, 758–64 (2010).

69.	Konomi, U., Watanabe, Y. & Komazawa, D. Sex Differences in Pitch Range and Speech Fundamental Frequency After Arytenoid Adduction and Thyroplasty. *J. Voice* **30**, 362–70 (2016).

70.	Koufman, J. A. & Isaacson, G. Laryngoplastic phonosurgery. *Otolaryngol. Clin. North Am.* **24**, 1151–77 (1991).

71.	Kunachak, S., Prakunhungsit, S. & Sujjalak, K. Thyroid cartilage and vocal fold reduction: A new phonosurgical method for male-to-female transsexuals. *Ann. Otol. Rhinol. Laryngol.* **109**, 1082–1086 (2000).

72.	Lee SY, Liao TT, H. T. Extralaryngeal approach in functional phonosurgery. in *Proceedings of the 20th Congress of the IALP* 482–483 (1986).

73.	Lee, Y., Keating, P. & Kreiman, J. Acoustic voice variation within and between speakers. *J. Acoust. Soc. Am.* **146**, 1568 (2019).

74.	Leung, Y., Oates, J. & Chan, S. P. Voice, articulation, and prosody contribute to listener perceptions of speaker gender: A systematic review and meta-analysis. *J. Speech, Lang. Hear. Res.* **61**, 266–297 (2018).

75.	Manrique, O. J. *et al.* Building a Multidisciplinary Academic Surgical Gender-affirmation Program: Lessons Learned. *Plast. Reconstr. surgery. Glob. open* **9**, e3478 (2021).

76.	Mastronikolis, N. S., Remacle, M., Biagini, M., Kiagiadaki, D. & Lawson, G. Wendler glottoplasty: An effective pitch raising surgery in male-to-female transsexuals. *J. Voice* **27**, 516–522 (2013).

77.	Matai, V., Cheesman, A. D. & Clarke, P. M. Cricothyroid approximation and thyroid chondroplasty: a patient survey. *Otolaryngol. Head. Neck Surg.* **128**, 841–7 (2003).

78.	McNeill, E. J. M. Management of the transgender voice. *J. Laryngol. Otol.* **120**, 521–523 (2006).

79.	McNeill, E. J. M., Wilson, J. A., Clark, S. & Deakin, J. Perception of Voice in the Transgender Client. *J. Voice* **22**, 727–733 (2008).

80.	Meister, J. *et al.* Pitch Elevation in Male-to-female Transgender Persons-the Würzburg Approach. *J. Voice* **31**, 244.e7-244.e15 (2017).

81.	Meister, J., Kühn, H., Shehata-Dieler, W., Hagen, R. & Kleinsasser, N. Perceptual analysis of the male-to-female transgender voice after glottoplasty-the telephone test. *Laryngoscope* **127**, 875–881 (2017).

82.   Mora, E., Cobeta, I., Becerra, A. & Lucio, M. J. Comparison of cricothyroid approximation and glottoplasty for surgical voice feminization in male-to-female transsexuals. *Laryngoscope* **128**, 2101–2109 (2018).

83.   Morrison, S. D. *et al.* Beyond Phonosurgery: Considerations for Patient-Reported Outcomes and Speech Therapy in Transgender Vocal Feminization. *Otolaryngol. - Head Neck Surg. (United States)* **157**, 349 (2017).

84.   Nolan, I. T. *et al.* The Role of Voice Therapy and Phonosurgery in Transgender Vocal Feminization. *J. Craniofac. Surg.* **30**, 1368–1375 (2019).

85.   Nygren, U., Nordenskjöld, A., Arver, S. & Södersten, M. Effects on Voice Fundamental Frequency and Satisfaction with Voice in Trans Men during Testosterone Treatment-A Longitudinal Study. *J. Voice* **30**, 766.e23-766.e34 (2016).

86.   Nygren, U. *et al.* Voice dissatisfaction in individuals with a disorder of sex development. *Clin. Endocrinol. (Oxf).* **91**, 219–227 (2019).

87.   Ohlsson, A.-C. *et al.* Voice Therapy Outcome-A Randomized Clinical Trial Comparing Individual Voice Therapy, Therapy in Group, and Controls Without Therapy. *J. Voice* **34**, 303.e17-303.e26 (2020).

88.   Orloff, L. A., Mann, A. P., Damrose, J. F. & Goldman, S. N. Laser-assisted voice adjustment (LAVA) in transsexuals. *Laryngoscope* **116**, 655–660 (2006).

89.   Pabon, P. & Ternström, S. Feature Maps of the Acoustic Spectrum of the Voice. *J. Voice* **34**, 161.e1-161.e26 (2020).

90.   Paltura, C. & Yelken, K. An Examination of Vocal Tract Acoustics following Wendler's Glottoplasty. *Folia Phoniatr. Logop.* **71**, 24–28 (2019).

91.   Pavela Banai, I. Voice in different phases of menstrual cycle among naturally cycling women and users of hormonal contraceptives. *PLoS One* **12**, e0183462 (2017).

92.   PC, R., F, S., A, R. & MEB, de B. Desafios enfrentados por pessoas trans para acessar o processo transexualizador do Sistema Unico de Saúde. in *O transgenero segundo o STF* (ed. FA, B.) (Interface, 2019).

93.   Pereira, D. R., Palladino, R. R. R. & Cunha, M. C. Voz, gênero e subjetividade: considerações fonoaudiológicas sobre intervenções

com transgêneros. *Rev. Científica Multidiscip. Núcleo do Conhecimento* 149–165 (2020) doi:10.32749/nucleodoconhecimento. com.br/saude/voz-genero.

94.   Pérez Alvarez, J. C. Voice and identity in transsexuality. *Handchir. Mikrochir. Plast. Chir.* **43**, 246–9 (2011).

95.   Plexico, L. W. & Sandage, M. J. Influence of Glottal Fry on Acoustic Voice Assessment: A Preliminary Study. *J. Voice* **31**, 378.e13-378.e17 (2017).

96.   Prince, J. C. J. & Safer, J. D. Endocrine treatment of transgender individuals: current guidelines and strategies. *Expert Rev. Endocrinol. Metab.* **15**, 395–403 (2020).

97.   Quinn, S. & Swain, N. Efficacy of intensive voice feminisation therapy in a transgender young offender. *J. Commun. Disord.* **72**, 1–15.

98.   Raes, J. P. & Clement, P. A. Aerodynamic measurements of voice production. *Acta Otorhinolaryngol. Belg.* **50**, 293–8 (1996).

99.   Raj, A., Gupta, B., Chowdhury, A. & Chadha, S. A study of voice changes in various phases of menstrual cycle and in postmenopausal women. *J. Voice* **24**, 363–8 (2010).

100.   Rivas, E. M. Feminización Quirúrgica De La Voz: Aproximación Cricotinoidea Y Glotoplastia. (Universidad de Alcalá, 2016).

101.   Salm, S., Hower, K., Neumann, S. & Ansmann, L. Validation of the German Version of the Transsexual Voice Questionnaire for Male-to-Female Transsexuals. *J. Voice* **34**, 68–77 (2020).

102.   Sataloff, R. T., Heman-Ackah, Y. D. & Hawkshaw, M. J. Clinical anatomy and physiology of the voice. *Otolaryngol. Clin. North Am.* **40**, 909–29, v (2007).

103.   Schechter, L. S. Gender Confirmation Surgery: An Update for the Primary Care Provider. *Transgender Heal.* **1**, 32–40 (2016).

104.   Schneider, S. & Courey, M. S. Transgender voice and communication - vocal health and considerations. *UCSF Transgender Care & Treatment Guidelines* https://transcare.ucsf.edu/guidelines/vocal-health (2016).

105.   Schwarz, K. *et al.* Perceptual-Auditory and Acoustical Analysis of the Voices of Transgender Women. *J. Voice* **32**, 602–608 (2018).

106.   Schwarz, K. *et al.* Laryngeal surgical treatment in transgender women: A systematic review and meta-analysis. *Laryngoscope* **127**, 2596–2603 (2017).

107.   Söderpalm, E., Larsson, A. & Almquist, S.-A. Evaluation of a con-

secutive group of transsexual individuals referred for vocal intervention in the west of Sweden. *Logoped. Phoniatr. Vocol.* **29**, 18–30 (2004).

108.   Song, T. E. & Jiang, N. Transgender Phonosurgery: A Systematic Review and Meta-analysis. *Otolaryngol. Head. Neck Surg.* **156**, 803–808 (2017).

109.   Spiegel, J. H. & Rodriguez, G. Chondrolaryngoplasty under general anesthesia using a flexible fiberoptic laryngoscope and laryngeal mask airway. *Arch. Otolaryngol. - Head Neck Surg.* **134**, 704–708 (2008).

110.   Sturm, A. & Chaiet, S. R. Chondrolaryngoplasty-Thyroid Cartilage Reduction. *Facial Plast. Surg. Clin. North Am.* **27**, 267–272 (2019).

111.   Tanabe, M., Haji, T., Honjo, I. & Isshiki, N. Surgical treatment for androphonia. An experimental study. *Folia Phoniatr. (Basel).* **37**, 15–21 (1985).

112.   Therattil, P. J., Hazim, N. Y., Cohen, W. A. & Keith, J. D. Esthetic reduction of the thyroid cartilage: A systematic review of chondrolaryngoplasty. *JPRAS Open* **22**, 27–32 (2019).

113.   Thomas, J. P. & Macmillan, C. Feminization laryngoplasty: assessment of surgical pitch elevation. *Eur. Arch. Otorhinolaryngol.* **270**, 2695–700 (2013).

114.   Thornton, J. Working with the transgender voice: The role of the speech and language therapist. *Sexologies* **17**, 271–276 (2008).

115.   Tibbetts, K. M., Dominguez, L. M. & Simpson, C. B. Impact of Perioperative Voice Therapy on Outcomes in the Surgical Management of Vocal Fold Cysts. *J. Voice* **32**, 347–351 (2018).

116.   Titze, I. R. Current topics in voice production mechanisms. *Acta Otolaryngol.* **113**, 421–7 (1993).

117.   T'Sjoen, G., Arcelus, J., Gooren, L., Klink, D. T. & Tangpricha, V. Endocrinology of Transgender Medicine. *Endocr. Rev.* **40**, 97–117 (2019).

118.   Turban J. What Is Gender Dysphoria? *American Psychiatric Association website* https://www.psychiatry.org/patients-families/gender-dysphoria/what-is-gender-dysphoria (2020).

119.   Van Borsel, J. & Baeck, H. The voice in transsexuals. *Rev. Logop. Foniatr. y Audiol.* **34**, 40–48 (2014).

120.   Verhasselt, M., Cavelier, G., Horoi, M., Dequanter, D. & Rodriguez,

A. Chondrolaryngoplasty for transgender patients: feasibility of a scar-free approach. *Eur. Arch. Oto-Rhino-Laryngology* **277**, 2381–2384 (2020).

121. Wagner, I., Fugain, C., Monneron-Girard, L., Cordier, B. & Chabolle, F. Pitch-raising surgery in fourteen male-to-female transsexuals. *Laryngoscope* **113**, 1157–65 (2003).

122. Wendler, J. Vocal pitch elevation after transsexualism male to female. in *Proceedings of the Union of European Phoniatricians* (1990).

123. Wiltshire, A. Not by Pitch Alone: A View of Transsexual Vocal Rehabilitation. *NSSLHA J.* **22**, 53–57 (1995).

124. Wolfort, F. G. & Parry, R. G. Laryngeal chondroplasty for appearance. *Plast. Reconstr. Surg.* **56**, 371–4 (1975).

125. World Health Organization. *International Statistical Classification of Diseases and Related Health Problems: 10th Revision.* (1992).

126. World Professional Association for Transgender Health. Position Statement on Medical Necessity of Treatment, Sex Reassignment, and Insurance Coverage in the U.S.A. (2016).

127. World Professional Association for Transgender Health (WPATH). *Standards of Care for the Health of Transsexual, Transgender, and Gender Nonconforming People.* (2012).

128. Yang, C. Y., Palmer, A. D., Murray, K. D., Meltzer, T. R. & Cohen, J. I. Cricothyroid approximation to elevate vocal pitch in male-to-female transsexuals: results of surgery. *Ann. Otol. Rhinol. Laryngol.* **111**, 477–85 (2002).

129. Yılmaz, T., Kuşçu, O., Sözen, T. & Süslü, A. E. Anterior Glottic Web Formation for Voice Feminization: Experience of 27 Patients. *J. Voice* **31**, 757–762 (2017).

130. Yılmaz, T., Özer, F. & Aydınlı, F. E. Laser Reduction Glottoplasty for Voice Feminization: Experience on 28 Patients. *Ann. Otol. Rhinol. Laryngol.* **130**, 1057–1063 (2021).

131. Young, V. N., Yousef, A., Zhao, N. W. & Schneider, S. L. Voice and Stroboscopic Characteristics in Transgender Patients Seeking Gender-Affirming Voice Care. *Laryngoscope* **131**, 1071–1077 (2021).

132. Zhang, Z. Mechanics of human voice production and control. *J. Acoust. Soc. Am.* **140**, 2614 (2016).

133. Zhang, Z. Laryngeal strategies to minimize vocal fold contact pressure and their effect on voice production. *J. Acoust. Soc. Am.*

148, 1039 (2020).